氫氣免疫療法讓癌症消失了!?

日本腫瘤免疫權威
告訴你如何快速
提升免疫，打造
「能迎戰疾病的身體」

赤木純兒 著

水素ガスでガンは消える!?

許多令人驚訝的病例

K・H（33歲） 女性（本文121頁）

● 卵巢癌（第四期）
溫熱療法＋低用量抗癌藥＋氫氣＋
保疾伏（Opdivo）治療

電腦斷層掃描影像

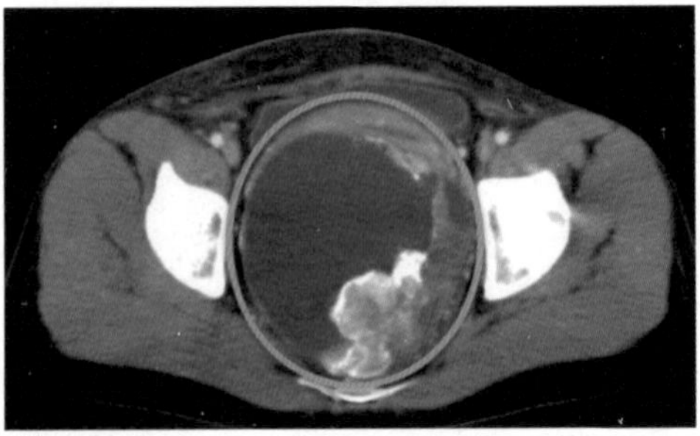

2018/5

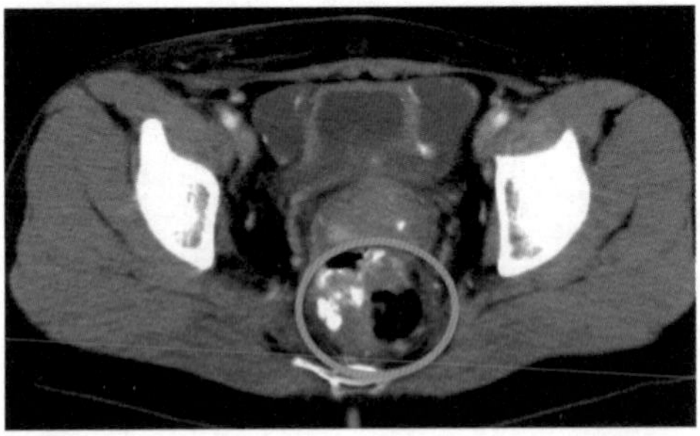

2018/12

● 腫瘤大小（圓圈圈起部分）

112.93X107.07mm ➡ 39.27X37.63mm
RECIST*65.2% 縮小

*RECIST 判定固體癌治療效果所用的評判基準

*詳情請見第6章

H・S（62歲）　女性（本文 122 頁）

● 肺癌（第四期）
溫熱療法＋低用量抗癌藥＋氫氣＋保疾伏（Opdivo）治療

正子電腦斷層掃描影像

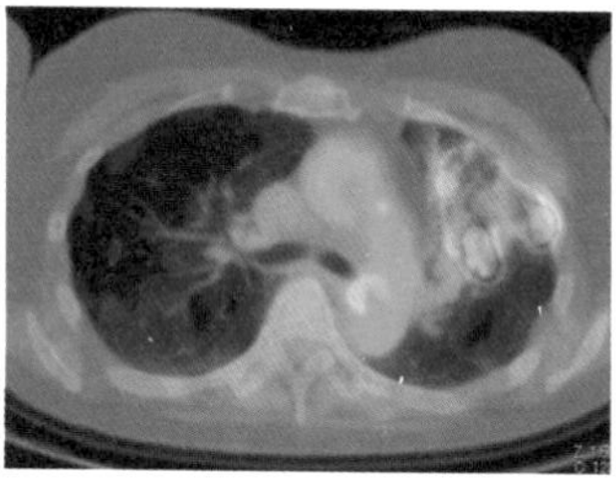

2014/6

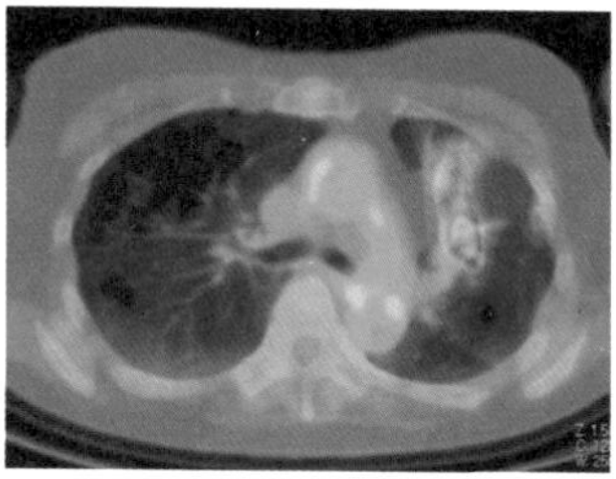

2015/10

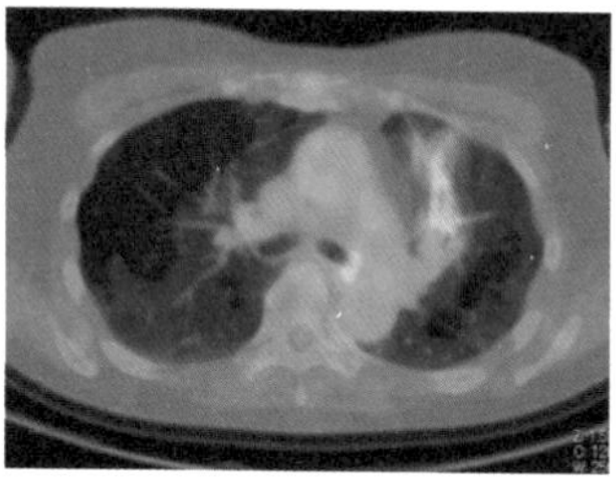

2016/4

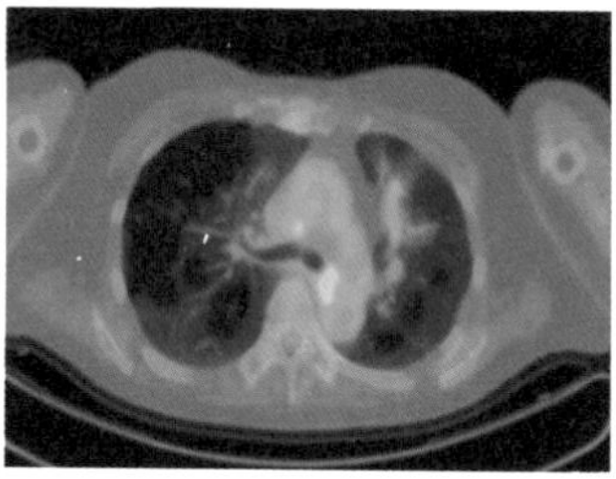

2019/5

● 腫瘤大小（紅色部分為腫瘤）

縱膈腔淋巴結、骨盆的腫瘤，現在都幾乎完全治癒。

K・M（46歲）　女性（本文124頁）

● 乳癌（第四期）
溫熱療法＋低用量抗癌藥＋氫氣＋保疾伏（Opdivo）治療

正子電腦斷層掃描影像

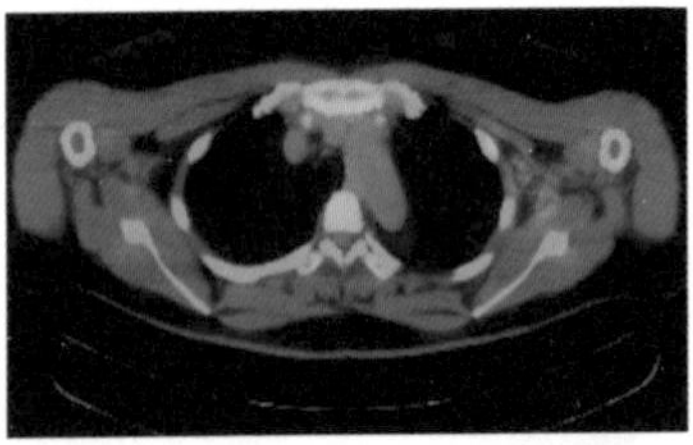

腋窩（腋下）：2017/7

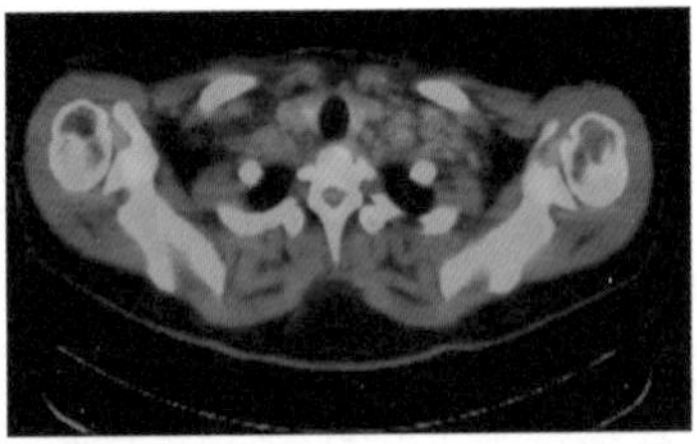

鎖骨下：2017/7

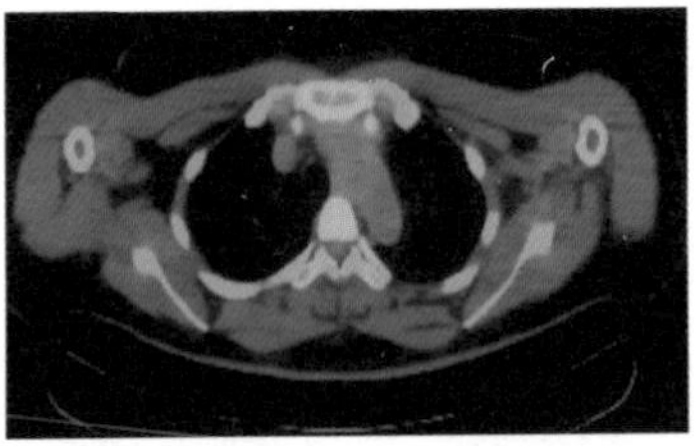

2018/4

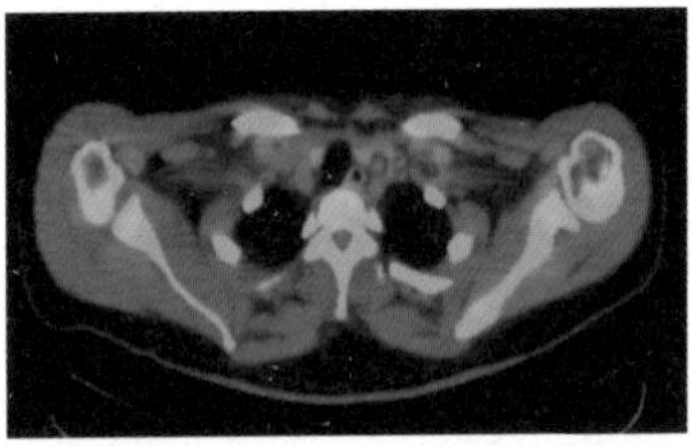

2018/4

● 腫瘤大小（紅色部分為腫瘤）

影像紅色部分為腫瘤，腋下的幾乎消失了。

T・K（77歲） 女性（本文125頁）

● 大腸癌（復發）
溫熱療法＋低用量抗癌藥＋氫氣＋保疾伏（Opdivo）治療

正子電腦斷層掃描影像

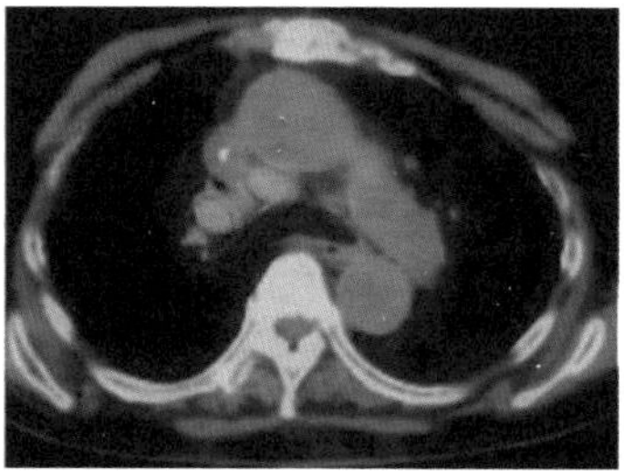

縱隔腔淋巴結：2018/4

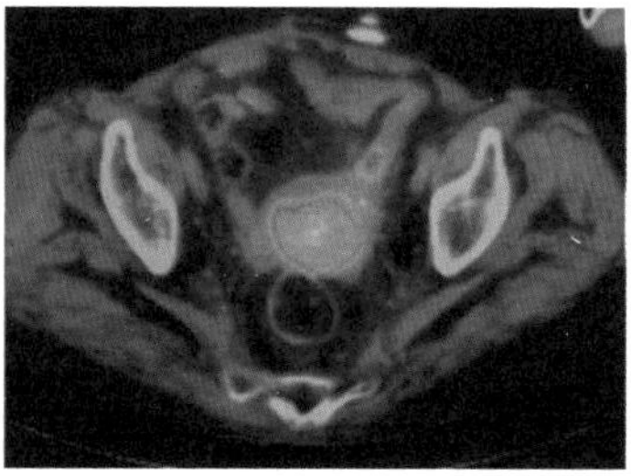

骨盆內：2017/3

↓

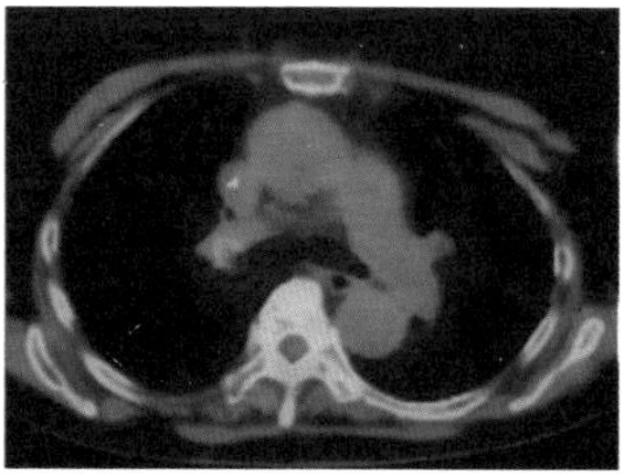

2018/7

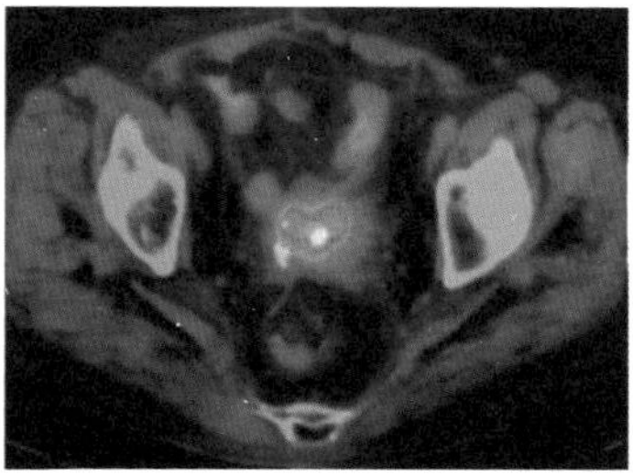

2018/7

● 腫瘤大小（紅色部分為腫瘤）

縱隔腔淋巴結、骨盆的腫瘤都明顯變小了。

K・K（69 歲） 男性（本文 127 頁）

● 尿管癌（第 4 期）
溫熱療法＋低用量抗癌藥＋氫氣＋保疾伏（Opdivo）治療

電腦斷層掃描影像

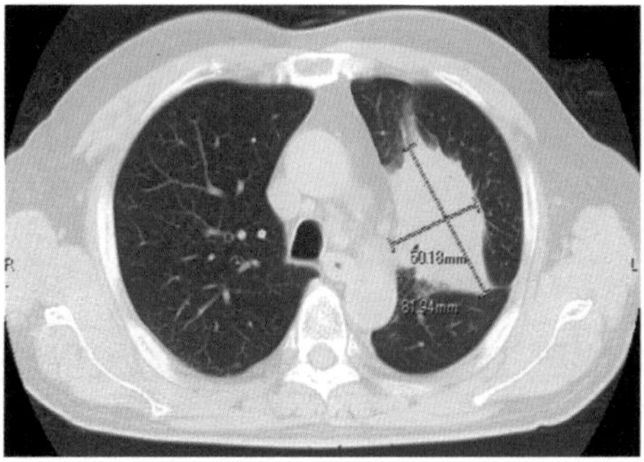

2016/10

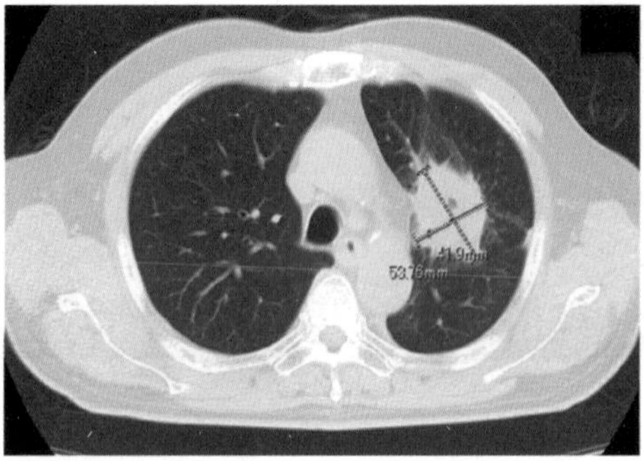

2017/11

● 腫瘤大小（用＋來表示腫瘤）

81.94X50.18mm ➡ 53.76 X 41.90mm
RECIST 縮小 34.4%

T・M（53歲）　女性（本文129頁）

● 乳癌（復發）
溫熱療法＋低用量抗癌藥＋氫氣治療

電腦斷層掃描影像

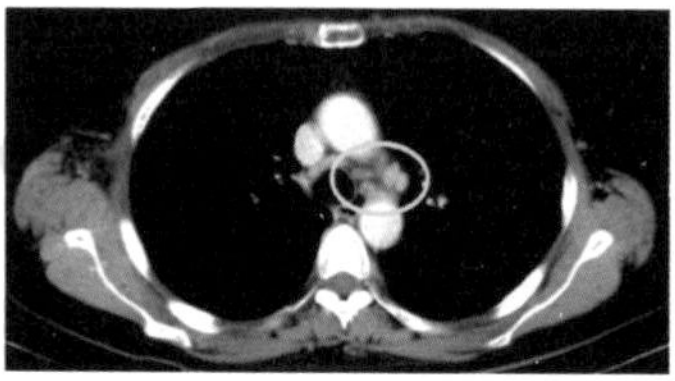

縱隔腔淋巴結：2015/5

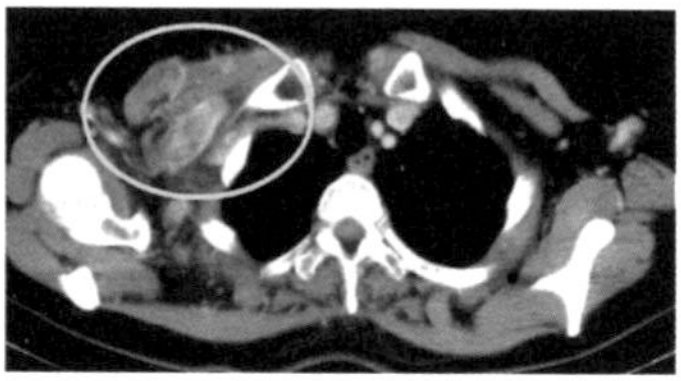

鎖骨下：2015/5

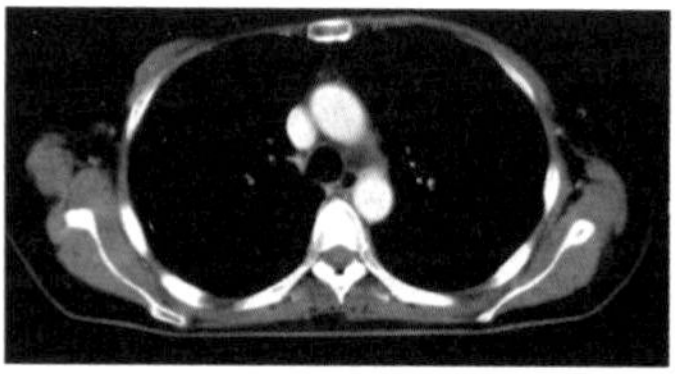

2017/11

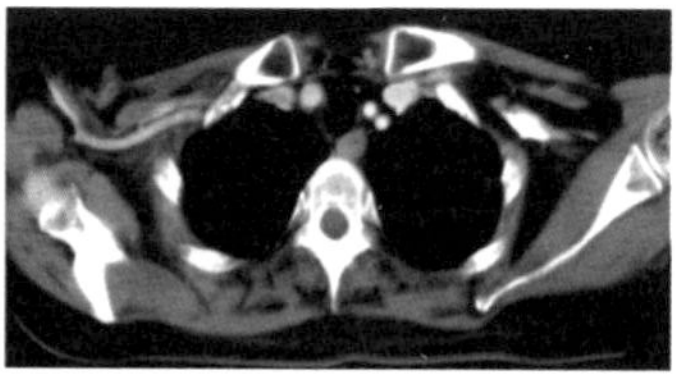

2017/11

● 腫瘤大小（圓圈圈起的部分就是腫瘤）

圓圈圈起部分即為腫瘤，縱隔腔淋巴結和鎖骨下的腫瘤都消失了。

M・M（81 歲） 女性（本文 133 頁）

● 胰臟癌（第 4 期）
溫熱療法＋低用量抗癌藥＋氫氣＋保疾伏（Opdivo）治療

電腦斷層掃描影像

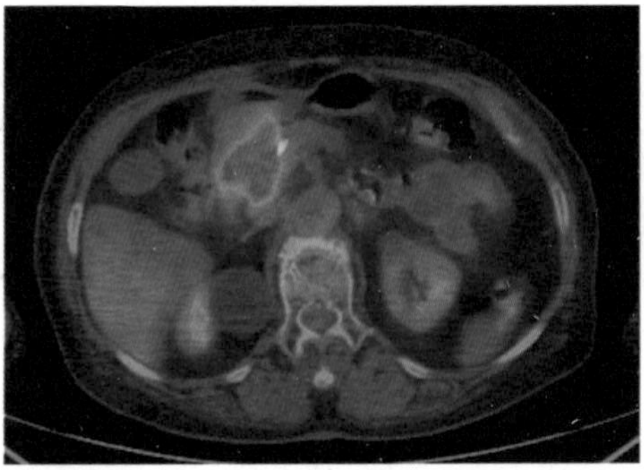

2018/9

↓

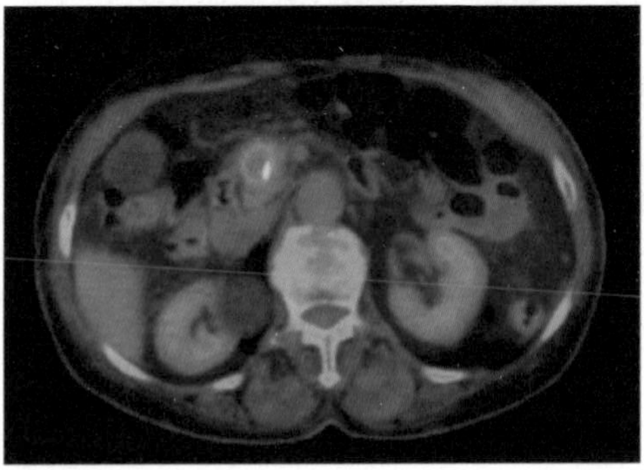

2018/12

● 腫瘤大小（紅色部分是腫瘤）

RECIST 縮小 52.4%

〔推薦序〕

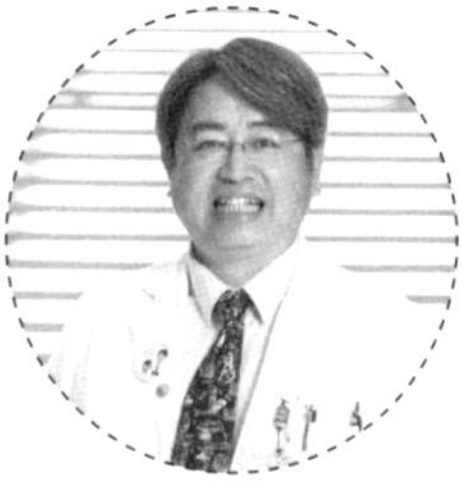

氫氧氣能應用在新冠肺炎治療上？

長庚大學醫學院教授／郭和昌（醫師）

時值新型冠狀病毒肺炎（或武漢肺炎COVID-19）肆虐全球，快速擴散超過一百個國家，確診及死亡人數不斷攀升中，尤以歐美影響為劇，各國都積極投入特效藥及疫苗研發，但具體治療對策尚未完全明朗。此時中國大陸的專家已將氫氧機設備使用於新冠肺炎的第一線輔助治療且收到相當好的成果。正好接到來自日本擁有相當多的臨床經驗與研究發表的赤木純兒（Junji Akagi）院長的新書將要在台灣翻譯出版，內心猶感澎湃。除了推薦序之外亦與義大醫院黃明賢副院長共同承擔起審訂此一本書籍的重責大任。書籍出版日期也將會是我們在台灣成立「臺灣氫分子醫學促進協會」的良機。

身為國際級免疫學專家，由專業的觀點來看氫氧氣應用在新冠肺炎治療上，除了能減輕病患呼吸困難的症狀，還具有關鍵的抗發炎作用。台灣一直掌握國際關鍵氫氧設備的技術，也為了全球防疫盡一份心力，免費提供設備給第一線抗疫保健使用。本人亦為亞洲排名第一的川崎症專家，川崎症研究團隊自二〇〇二年發表自由基對川崎症心臟血管的影響以來（J Pediatr. 2002 Oct;141(4):560-5.），發現如果能夠清除或中和體內自由基，對川崎症治療應該會有很大幫助。因此一直致力於尋找有效的自由基清除者。

日本的氫氣保養、治療使用已經十多年，最早在二〇〇七年的《自然醫學期刊》（Nature Medicine. 2007 Jun;13(6):688-94.）就看到氫氣適合做為人體保健、養生的文章，疾病使用上則當成輔助角色，因此持續關注這個議題。加上近期赤木院長發表於美國醫學期刊腫瘤報告（Oncol Rep. 2019 Jan; 41(1):301-311. SCI IF: 3.041）的氫氣使用改善直腸癌癒後的成果，更加深了我們計畫運用於臨床的信心。

近兩年在生技醫療展上接觸了氫氧機，赫然發現海外使用的技術竟然全部都是來自台灣，多年以來都想要進行大型臨床研究包括過敏性疾病與川崎症，將氫氣中和自由基對於疾病的幫助運用到臨床病童的輔助治療上，希望得到相關單位的支持，建立台灣本土研究數據，儘快趕上日本和其他國家的研究腳步。

感謝赤木院長整理臨床個案分享成冊，我們將之翻譯成中文以造福更多的人為宗旨，醫學的進步必定是建立於研究的基礎上，赤木院長進行臨床試驗與發表研究成果於國際期刊，正是讓我們看到氫氣醫學的進步。如今更把臨床個案收集分析及分享成科學普及的文章，乃「醫不藏私」的最佳表現。在這人心惶惶的全球疫情之下，中文版的氫氣書籍出版，著實是值得振奮的一件事。期待專書的出版與協會的成立能夠為氫分子醫學及促進健康的未來有立竿見影之效。

郭和昌　教授／醫師
長庚大學醫學院教授
高雄長庚醫院川崎症中心主任
亞洲排名第一川崎症專家（Expertscape）
臺灣氫分子醫療促進協會創會理事長
高雄長庚醫院兒童內科部教授
美國過敏與臨床免疫學院國際院士 FAAAAI
中華川崎症關懷協會創會理事長

〔推薦序〕

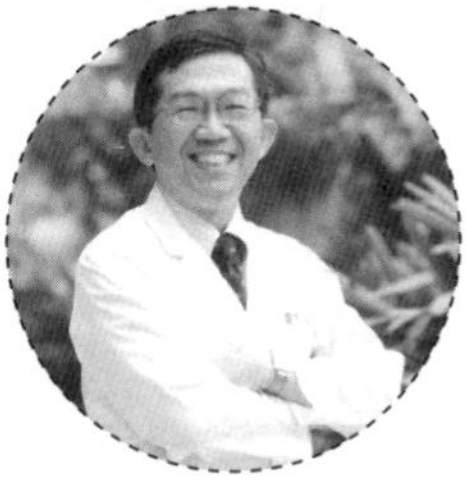

水素（氫）讓癌症消失了!?——氫氧療法之我見

義大癌治療醫院副院長／黃明賢

本書作者赤木純兒（Junji Akagi）醫學博士是日本玉名地域保健醫療中心院長，發現水素（氫）有活化免疫細胞特性，並以OPDIVO藥劑搭配日本款醫材級氫美機並用，對癌末患者進行人體臨床實驗，二〇一六年至今已有四百多位患者接受該療程，數據顯示患者吸入氫氧氣有助提升OPDIVO癌症免疫藥劑治療率，氫氧氣有促進癌症患者免疫系統細胞活化的現象。赤木院長將研究論文成果發表於美國、英國、日本癌腫瘤醫學期刊，多次在日本、中國、台灣醫學研討會上發表「癌症免疫療法——OPDIVO與水素（氫）並用的效果」，這議題引發多國與會醫生及學者對此議題的關注，也引發我研究的興趣，於是在二〇一九年第三季著手在台灣義大癌治療醫院進行「肺癌標靶治療副作用吸氫影響」之臨床研究。

越來越多的文獻證實，氫氧氣吸入具有多種的生物活性，主要為抗發炎及抗活性氧；證據亦顯示氫氣似乎可以緩解傳統化學療法引起的副作用，或者在試管內或活體動物實驗抑制腫瘤細胞和異種移植腫瘤的生長，暗示氫氣可能具有廣泛的臨床輔助治療及應用前景。我們的研究發現二十例接受 EGFR-TKI 治療且皮膚毒性為二至四級的肺腺癌患者，在使用局部類固醇，局部抗生素和口服抗生素控制皮膚毒性副作用下，同時在每天吸入至少三個小時氫氧氣。結果顯示在氫氧氣吸入四至十二週後，所有患者無任何相關不良反應。並且在規護理與氫氧氣吸入後，患者可顯著減少 EGFR-TKI 引起的丘疹性皮疹。未來仍有必要進一步擴大研究，以確認氫氣吸入可降低 EGFR-TKI 相關的皮膚毒性。

隨著人類平均壽命的延長，罹患各式癌症疾病的機率也大增，這本書是日本首次由腫瘤免疫專家撰寫的有關「氫氣免疫療法」的評論。在這本書中文版上市的同時，赤木純兒醫師本人也在日本熊本創立免疫療法醫院，以 OPDIVO

與水素（氫）並用的療法作為這家醫院的特色，赤本醫師從癌症治療的角度發布了許多關於氫氧氣治療的經驗數據，給予人們新的治療觀點。

黃明賢　教授／醫師

專長領域：肺癌診斷及治療、氣喘、慢性阻塞性肺病、老年醫學、臨床細胞學

專科執照：內科專科醫師、胸腔內科專科醫師

學歷：高雄醫學院醫學系、日本東京醫科大學大學院博士

經歷：

義大癌治療醫院內科副院長（現任）
義大癌治療醫院胸腔內科主治醫師（現任）
美國 Mayo Clinic 研究員
美國阿肯色大學研究員
高雄醫學大學內科學教授
高雄醫學大學醫學社會學系、呼吸照護學系主任
高雄醫學大學附設醫院內科部主任、副院長、代理院長
高雄醫學大學附設醫院老年醫學科主任
台灣老人照顧暨健康促進學會理事長（現任）

〔推薦序〕

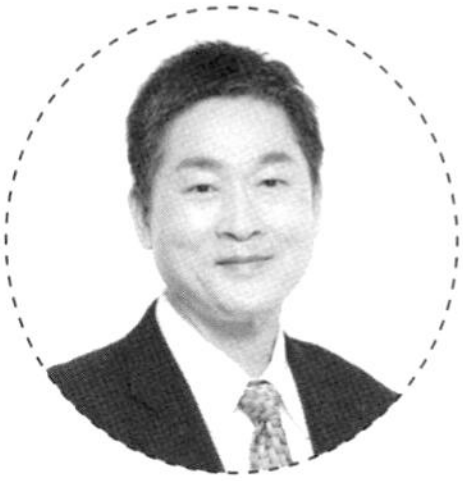

昨日不可思議的，只要堅持，明日往往成為常規

友荃科技暨太田水素工坊生技董事長／林文章（博士）

我從事氫氧設備研究三十多年，對氫的使用最堅持的事情就是安全。過去二十幾年氫都應用在各種不同的科技產業上，而二〇一〇年前後有四年時間在日本金澤大學擔任客座，與當地學者研究下開始「氫」對人體應用的研究。友荃一直以來都是在做氫氧設備製造，氫美氧生機二〇一二年在台灣拿到發明專利後，便開始轉向保健市場和醫療市場。氫美氧生機推動上過去沒有相關醫材，是以保健產品推廣，透過清除體內自由基達到抗氧化、減緩老化等身體保健，除了在台灣和日本、大陸、世界多國都拿到專利，也獲頒長照類產品組的SNQ國家品質標章。

我在日本的合作夥伴是 Helix Japan 有澤生晃會長。他使用氫美氧生機後健康狀況大為改善，並直覺「氫氧保健」是未來健康市場的潛力股後，決定將自己創立六十年的建設公司交棒下一代，全力投入氫美氧生機推廣，以八十歲高齡成立 Helix Japan 公司，也因自身是氫氧保健受

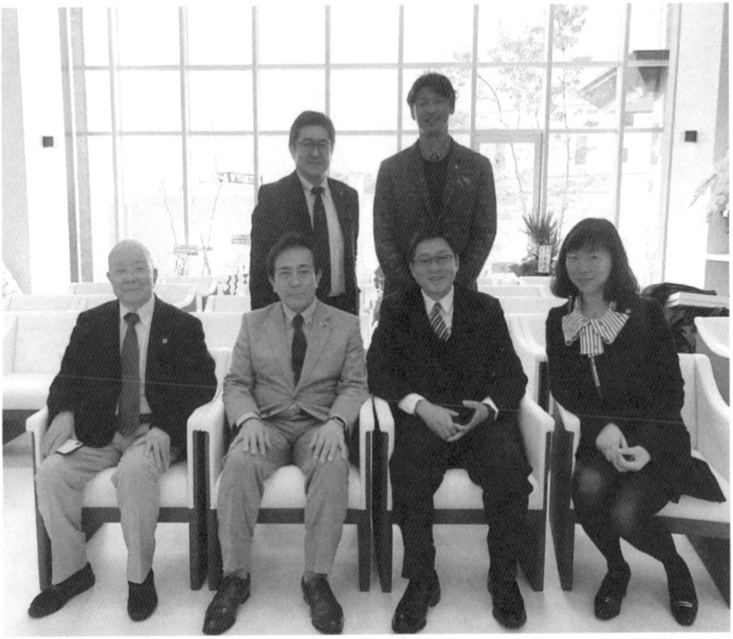

左前依序：Helix Japan 有澤生晃會長、赤木純兒醫師、友荃科技林文章博士、Helix Japan 程思紅，左後依序：Helix Japan 津山行央、足球前日本代表卷誠一郎

益者，便以數億日幣代價取得日本代理權，進而合作工廠在日本生產製造。現今日本不少醫院、診所和養生館都有提供氫氧保健，而目前醫療上用在輔助癌症治療居多，目前也和日本東京大學合作研究，進一步探討氫氧保健對人體的好處。除了癌症，接下來也將進行失智症的臨床研究，且之前日本山梨大學也針對高強度運動後，氫氧保健對疲勞的改善狀況進行研究，結果也證實是有幫助的。

二〇一六年有澤會長與赤木純兒醫師，在本人專業氫氧介紹及各種氣體量化的解說，了解實務需求下，赤木院長決定以氫氧設備ET-100，搭配免疫療法成為治療患者的創新原點。今年二月一日赤木醫師在日本經營的免疫療法醫院開幕之日，我很榮幸以氫美氧生機設備發明人身分受邀前往，看見院內每一個診間都配有一台ET-100。身為氫氧設備發明製造者，內心充滿著澎湃跟感動，耳邊再度響起亞洲換肝之父陳肇隆院長十多年前贈書時給我的話：「昨日不可思議的事，只要堅持，明日往往成為常規！」

《氫氣免疫療法讓癌症消失了!?》（水素ガスでガンは消える!?）這本書是日本的暢銷書，以赤木醫師努力研究治療方案所記錄下的完整案例數據，對未來

氫氧氣應用在人類醫學上，一定有重大貢獻，非常值得大家好好的研讀。

林文章博士

經歷：

友荃科技實業股份有限公司董事長
太田水素工坊生技有限公司董事長
高雄應用科技大學機械與精密工程研究所博士
澳洲國立南澳大學高科技管理研究所碩士

聲明：本書單純翻譯全部內容之日文書，書籍內容原始呈現作者之臨床個案分享。治療前後的分享比較僅個案之呈現，不代表臨床的療效或治療的建議，亦不代表任何推薦者及出版者之立場。

前言

「什麼？居然就這樣擺脫了淋巴結的腫瘤！明明才剛開始治療兩個星期而已……」

我身為腫瘤免疫的專科醫師，從事癌症的治療，已經超過三十年。在這三十年間，隨著醫療的進步，出現了各式各樣的癌症治療法，然而，雖然對部分人有效，卻還沒有一種治療法能對多數人都有效而受到認可的。

身為一名專業醫師，我每天都在嘗試著消除患者的痛苦、用盡各種方式延長患者的壽命。在這當中我還沒有看過哪位患者是只用了兩個星期就能達到這麼有效的恢復。老實說，兩個星期前，六十八歲的K．H女士前來醫院時，我還認為：「或許這位患者無法活著出院了」。她當時的狀態，就是這麼糟糕。

她復發的乳癌已經轉移到了骨頭、肝臟、頸部的淋巴結，右邊下巴出現很大的腫塊。就以往的經驗來看，我知道這是非常危險的狀態，可是我還是想救她。

右顎下腺腫大

電腦斷層淋巴結轉移

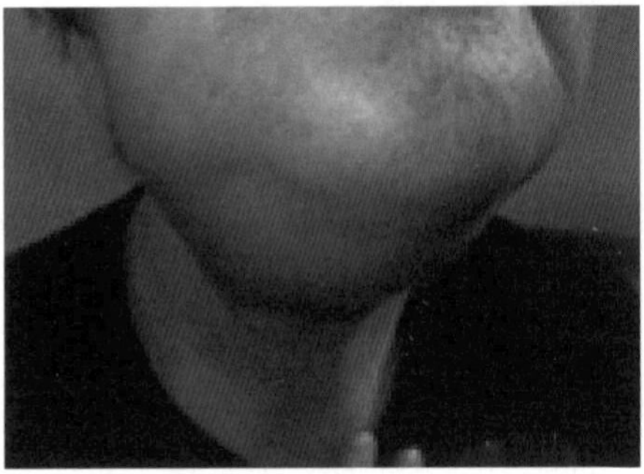

兩星期後

出院

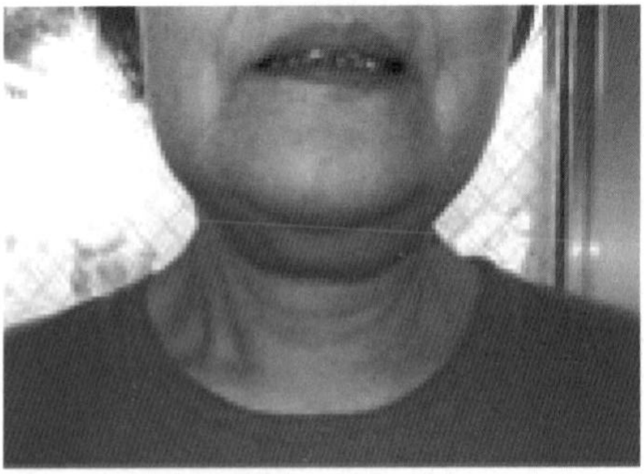

使用氫氣後兩個星期，淋巴結的腫大就消失了

K・H 女士乳癌復發，轉移到脖子的淋巴結，下巴下腫大起來。我在之前的治療上加入了氫氣，結果才兩個星期，就立刻消腫了。

我因為有了這樣的想法，於是使用了幾天前有人推介給我的一樣東西。

那個東西就是氫氣——這東西自然界隨處都有，也存在於我們體內。

本來我是在免疫療法這個領域中進行癌症治療的，進行治療時基本上是使用溫熱療法（hyperthermia）、低用量抗癌藥、保疾伏（Opdivo，在癌症免疫療法中使用的藥劑）等。在此，我新加入了氫氣，結果才經過兩個星期，K．H女士右顎下腺的腫脹就消腫了。對此，我打從心底感到驚訝。

K．H女士為了治療復發的乳癌，從二〇一五年一月起，持續接受癌思停（Avastin）＋紫杉醇（Paclitaxel）、癌思停＋亞伯杉注射劑（Abraxane）、賀樂維（Halaven）等抗癌藥的治療，但腫瘤標記的數值還是持續上升，到了二〇一六年七月六日，淋巴結腫脹成一六三〇。這是乳癌患者身上會出現的特有上升情況，是依據CA15-3這個腫瘤標記而來的數值，正常值應在三一．三以下。但是變成了一六三〇，可以說反映出了多發性骨轉移、肝轉移，數值才會異常上升。但是持續進行採用氫的免疫治療後，兩個星期內，K．H女士的右顎下淋巴結就消腫了，而且她還健康地出了院。約一個月後的八月三日，腫瘤標記也下降至一一三二。

其實，我在診療Ｋ．Ｈ女士前幾天，從我的友人那裡聽說「氫氣對治療癌症有幫助」，介紹了氫氣製造機給我。一開始我非常不相信氫氣能有助治療，可是在我了解那沒有爆炸的危險，而且氫氣對人體有多樣好處之後，我不禁想著：「或許可以用用看」。

接著之後我看到了Ｋ．Ｈ女士的病例，所以想著：「或許氫氣對之後的癌症治療是一大希望。」我著手持續進行研究，終於確立了「氫氣免疫療法」。**這是世界上第一次嘗試使用氫氣治療癌症**，現在成功治癒的病症超過四百例，也大幅延長了許多末期癌症、癌症復發患者的剩餘壽命。此外，我發表在英國學術雜誌《Oncology Reports》上的論文也廣受世界矚目，我也在二〇一八年十二月於中國上海舉行的「第六次世界中西醫結合大會」（有二五〇〇名醫師參加）中，發表「免疫治癒進行期癌患者的時代到來——並用免疫療法」的演講。二〇一九年五月，於愛知縣醫科大學舉辦的日本統合醫療學會中，有中國醫師團四〇名的醫師參加。我也參加了六月中在中國廣州舉辦的學會。

審訂註：本書中的氫氣是氫氧混合氣體，非單純氫氣。

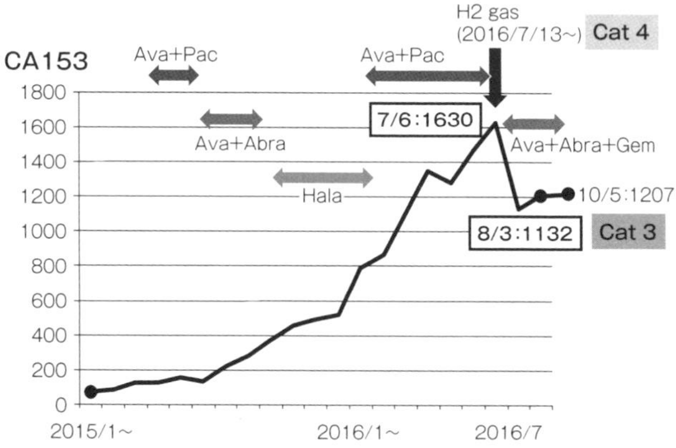

曾經持續上升的腫瘤標記數值，一口氣下降了

因乳癌而異常上升的腫瘤標記正常值為 31.3 以下。K．H 女士淋巴結腫大時的數值為 1630，採用了氫氣後，1 個月內就下降到 1132。

在這樣背景下誕生的這本書，詳細記載了關於世界首次的「氫氣免疫療法」。抗癌藥與放射線等標準治療並無法治好癌症，已為醫師所放棄，對於之後煩惱著不知道該怎麼辦的患者們以及其家屬們，我會在書中加入其中的機制與病例，告訴大家有個成為極大希望的治療法。

即便在醫院中有人告訴你「已經沒有治療方法了」、「要不要進行安寧療法？」但如果你能知道還有個方法可以延長你的壽命，那真的是一件好事情。

目錄

第2章

患者不能選擇治療法

第3章

免疫力若低下，抗癌藥跟放射線治療就不會有效

第4章

用「氫氣」治好末期癌症患者

第5章 在家就能做！提升免疫力的習慣

第6章

被「宣告只剩下兩個月壽命」後回歸職場

第7章 用氫氣延長十年健康壽命

第8章

客製化治療的時代來臨

第 1 章

為什麼有「會消失的癌症」與「不會消失的癌症」？

癌症中有進行速度很快的癌症跟很慢的癌症

雖一言以蔽之為癌症，但大家知道嗎?癌症的發展速度會因器官不同而有異。有些癌症在初期階段很難發現，發展速度也比其他癌症還要快，可以舉出的例子有胰臟癌、膽管癌。我們很難看到這些病例恢復，而且即便用手術摘除了腫瘤，也有很高的復發危險性，所以必須慎重觀察治療後的過程。亦即，可以說也有預後不好的癌症。另一方面，有的癌症發展比較慢，可以舉出的例子有甲狀腺癌。這種癌症的情況預後非常好，也有很多人雖然罹癌，卻能保持與癌症共存的狀態生活約十年。

根據二〇一七年的資料顯示，死亡數較多的癌症有：**肺癌、大腸癌、胃癌、胰臟癌、肝癌、乳癌。**其中，**預後較好的癌症是大腸癌、乳癌，其次是胃癌、肺癌；預後最不好的則是胰臟癌，其次是肝癌。**

預後跟是否容易轉移有很大的關係，所以預後好的癌症就是不太會轉移的癌

日本癌症死亡數較多的部位

	第 1 名	第 2 名	第 3 名	第 4 名	第 5 名
男性	肺	胃	大腸	肝臟	胰臟
女性	大腸	肺	胰臟	胃	乳房
男女合計	肺	大腸	胃	胰臟	肝臟

罹癌部位中，「大腸」、「胃」、「肺」的預後比較好
在 2017 年癌症死亡數較多的部位（國立癌症研究中心癌症情報服務）中，大腸癌、胃癌、肺癌的預後都是比較好的。

症。

此外，癌症發展的速度會因「癌細胞的惡性度」以及「免疫原性」而有不同。**「癌細胞的惡性度」是，發生癌症的器官不同，癌細胞的種類也不一樣，不同的惡性度就會有不一樣的發展速度。**因為相同的癌細胞不會散布在各器官中引發疾病，而會因各自發生癌症的器官產生出不同的癌細胞。因此，在胰臟發生的癌細胞所增生出的胰臟癌，惡性度很高，發展很快速。另一方面，在甲狀腺產生的癌細胞，讓甲狀腺癌的惡性度較低，所以可以說發展就比較慢。

還有一個是「免疫原性」，這與該癌細胞擁有多少能輕易被免疫細胞識別的抗原（癌症的記號）有關。若癌細胞所擁有的抗原是容易被免疫細胞所識別的，在增生前有很高的可能性會被免疫機能給破壞，既難以移轉，預後也很良好。相反的，若難以被免疫細胞所識別，也就是若癌細胞容易逃開免疫細胞時，就容易轉移，預後也不好。

就像這樣，**能否容易被免疫細胞給識別出來，也決定了癌症的惡性度**。因此可以說，如先前所提到胰臟的癌細胞，難以被免疫細胞給認出來＝惡性度高；甲狀腺的癌細胞容易被免疫細胞給認出＝惡性度低。

你的生活習慣培育了癌症

我們的免疫力一旦降低，體內環境就會變得容易培育出癌症。免疫力降低

日本人兩人中有一人會罹癌

生涯中罹癌的機率

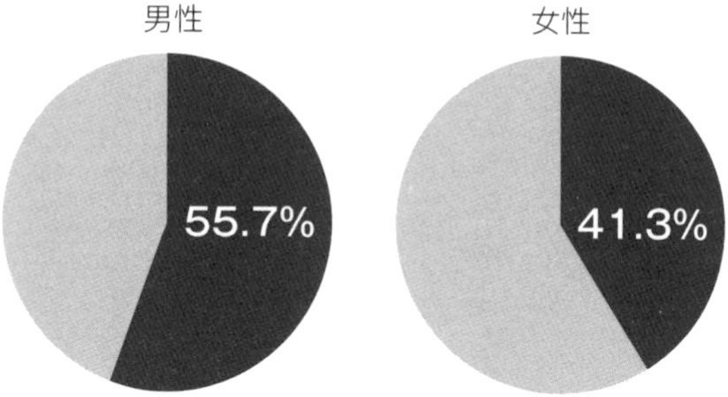

來自國立癌症研究中心資訊情報服務的推算值（2007 年）

夫妻中有一人會罹癌的時代

據說現在的日本人兩人中有一人會罹癌，癌症已經成為我們熟悉的疾病。其主要原因是，飲食生活的紊亂、壓力過多等，生活習慣出現了變化。

的最大原因是壓力與生活習慣。亦即，減少壓力、修正生活習慣、提高免疫力，是抑制癌症的一大重點。

根據某學說表示：「**人體內一天會生成五千個癌細胞**」。不會罹患癌症的人，其體內的免疫力會抑制癌細胞增生，所以不會表現為疾病。但是，若免疫力低下，就無法抑制癌細胞的增生，因而表現出癌症這個疾病。

日本人罹癌的機率，據說是**兩人中有一人**，這也可以說是兩人中有一人的免疫力異常。從一九七〇年代起，超商與速食在日本國內開始大為增多，與之形成正比的，就是罹患花粉症、潰瘍性大腸炎、克隆氏症等的人數也開始增多了。這些疾病都是因為免疫系統反應過度所引起的疾病，但癌症是免疫不全所導致的疾病，即便同樣是免疫系統異常，卻可說是完全相反的免疫異常。

據說是各種各樣的生活習慣才導致了這樣的疾病，但總之，其中的飲食生活可以說是影響最大的。在超商與速食店輕易就能取得的食物，加入了許多添加物與防腐劑，必須注意不要攝取過量。可是要將這些東西完全從我們的生活中除去，可以說是幾近不可能。那麼我們該怎麼辦呢？

首先重要的就是提升自己的免疫力。我們的體內，據說一天會生成五千個癌細胞。若是免疫力高的狀態，就能抑制癌細胞的增生，不會形成癌症。

如果是癌症第四期的患者，只要採用免疫治療，提升自己的自癒力，就能將壽命延長一年、三年、五年不等。我們的醫院中，實際上也有很多這類病患。大家都已經為我們證明了，治療癌症時，提高免疫力非常重要。

初期癌症的治癒率有九十五%

此外，即便是初期癌症，治癒機率也會因在不同器官增生的癌而有不同。例如胃癌、大腸癌、卵巢癌、乳癌、甲狀腺癌、前列腺癌等，據說治癒率達九十五%。

不過若是胰臟癌、膽管癌，即便是早期，也有很多人死亡，生存率僅有約四〇%。這些癌症很難被發現，所以在應該治療的初期階段都不會被發現，找到時多半都已經惡化到一定程度了。

此外，一般進行的手術會留下少許的癌細胞，之後免疫細胞就會發現並消滅這些癌細胞，但胰臟的癌細胞會變成不容易被免疫細胞發現的模樣，順利逃開免疫系統的警戒，有很多病例的癌細胞會又立刻增生，因此預後也必須多加注意。

進行期癌症、復發癌症是癌症本身正在打造難以治癒的環境

治療癌症與免疫系統大有關連。免疫的主角是「CD8殺手T細胞」，這個細胞只會辨識出癌細胞，而且也只會殺死癌細胞。要誘導這個CD8殺手T細胞，重要的是最近醫學界所提倡的「腫瘤免疫循環」概念。

先用抗癌藥或放射線等破壞癌細胞（①破壞癌細胞），然後由樹突狀細胞（抗原呈現細胞，告訴淋巴球癌症標記的細胞）吞入（②由樹突狀細胞呈現出癌胚抗原（標記）），藉由將癌症標記告訴淋巴球，就會誕生出能辨識癌細胞的CD8殺手T細胞（③來自樹突狀細胞的T細胞教育）。

這些細胞會遊走在血液中（④遊走），抵達癌細胞處（⑤滲透進癌組織），CD8殺手T細胞只會識別癌細胞（⑥識別），然後破壞癌細胞（⑦攻擊）。

以這七個部分能順利運作為首，就會誕生免疫的主角CD8殺手T細胞並

殺死癌細胞。

然而，進行癌、復發癌卻會讓這個「腫瘤免疫循環」無法運作。尤其是腫瘤免疫循環⑦階段中運作的「PD－1」這個物質。二〇一八年，京都大學名譽教授本庶佑先生發現了這個PD－1，獲得了諾貝爾獎，因此或許很多人都知道。

PD－1出現在癌症患者的CD8殺手T細胞上，一旦和癌細胞上的「PDL－1」結合，CD8殺手T細胞就無法破壞癌細胞，也就是發生了「免疫抑制」。「保疾伏」這種藥則能阻斷PD－1與PDL－1的結合。保疾伏一旦阻斷了PD－1與PDL－1的結合，CD8殺手T細胞就會解除抑制，變得又能夠破壞癌細胞。此外，癌細胞會分泌出名為「細胞激素」的各種分泌物，變成讓前述的「腫瘤免疫循環」難以運作的環境。免疫功能難以運作，癌細胞本身就會打造適合自己增生的環境，這就是進行期癌症與復發癌症的特徵，也是這些癌症難以治癒的最大原因。

醫師之間也經常會說：「癌細胞會使用障眼法」。在第一期癌症的情況下，免疫細胞若發現了癌細胞能立刻破壞。但是若發展成進行癌或復發癌，**除了會讓**

腫瘤免疫循環難以運作，同時，癌細胞本身也會為了讓免疫細胞不容易發現，而不會出現此前曾出現過的標記。癌細胞會讓自己不被看出是癌症，巧妙躲開免疫系統的監視。

就某種意義上來說，癌細胞可以說是非常聰明的。為了讓自己活下去，會迅速做出變化。癌細胞也會對抗癌藥出現耐藥性，使得抗癌藥漸漸變得無效。就像這樣，癌細胞會主動進化。因此，一旦罹癌，醫師都會說：「要小心復發。」

免疫系統的機能若正常，就不會復發，但若復發，很遺憾地，可以說是免疫系統的機能沒有好好運作的證據。所以預先提高免疫力非常重要。

飲食療法雖有效，但光靠飲食無法治好癌症

市面上有各種據說能改善癌症的飲食療法、食品、保健食品，像是攝取大量蔬菜的「葛森療法」（Gerson Therapy）或抽出食品成分的保健食品等。不過，

我不得不說，要單靠這樣的飲食療法、食品、保健食品等治好癌症是非常困難的。就免疫的觀點來看，我們所利用的免疫療法效果若有一百分，藉由飲食療法或保健食品所引導出的免疫，只能期待有一分左右的效果。當然，那些東西並非不好，但若免疫的力量只有一，很遺憾地，**我們不得不說，那並不足以殺死癌細胞**。光靠那樣，很難抑制癌症惡化。

飲食療法偶爾會對一些人產生戲劇性的效果，但卻不能說對一萬個人都有同樣的效果。單靠飲食來治療癌症，可以說是非常危險的想法。靠飲食療法治好的，只有非常少數的特例。

不要沒頭沒腦地盲目聽信「對提升免疫有效」，我們必須要確實知道，作為實際的治療法來說，那些東西的作用力到底有多少。希望大家務必記住這點。

不過，我倒是喜聞樂見採用這些飲食療法或保健食品作為癌症輔助治療。誠如「治療」與「輔助」所說的那樣，我們應該弄清楚各自的治癒力，並均衡採用。

第 2 章

患者不能選擇治療法

癌症三大療法是什麼？

一般為人所熟知的癌症主要療法有外科治療（手術）、藥物療法（抗癌藥）、放射線治療三者。這些被稱為「標準治療」，是適用健保（日本健保）的治療。

在基本的標準療法中，第一～三期癌症情況下，一般會先用手術摘除癌細胞增生的器官。此時若能完全清乾淨癌症，就是切除治癒，但有時也會留下些癌細胞。這樣的情況稱做非切除治癒，很多案例都是治不好的。

之後會改做抗癌藥治療或放射線治療，但在這樣的標準治療中，進行癌（非切除治癒或術後復發的進行癌）的情況是，即便使用了抗癌藥或放射線治療，也難以完全清光癌細胞。要完全清光癌細胞，必須從根本上進行治療，也就是讓免疫系統成為監視癌細胞的機構，預防眼睛看不見的剩餘癌細胞再度增生。

然而，標準治療的抗癌藥以及放射線治療，反而會連免疫力一起擊潰，所以難以進行根本治療。尤其是抗癌藥的標準劑量，是透過體重以及體表面積算出，設定的量能最大限度地殺傷癌細胞，完全沒考慮到免疫會遭受多大的傷害，所以免疫細胞會跟癌細胞一起被殺死。

本來免疫力被期待可以作為自癒力，但機能卻低下，因此要阻止癌細胞增生就變得更困難了。

進行放射線治療時，會用各種角度對患部進行照射。最近放射線的技術已經進步到可以只照射癌症部位，但被放射線照到的患部仍舊會呈現如燙傷般的狀態。這種治療法就是有這樣的破壞力，所以若進行放射線治療，體內的免疫就會低下。

要治療癌症，必須讓免疫能確實攻擊癌細胞的「腫瘤免疫循環」順利運作。為此，首先必須做的步驟就是用抗癌藥破壞癌細胞。這是為運轉起免疫循環的起始號令。

因此一開始雖必須進行抗癌藥或放射線治療以破壞癌細胞，但不需要做出大量破壞，以免免疫派不上用場。最近，有種說法是：「要引導出免疫力，需要『immunogenic cell death』」。意思是「**要活化免疫，重要的是必須破壞足夠**

的癌細胞數量，但不需要破壞大量的癌細胞」。

與此同時，我也想告訴大家，為提高免疫力所做的治療是必不可少的。我身為腫瘤免疫專科醫師的經驗超過了三十年，所以可以斷言：「治療癌症，免疫是不可或缺的。」

此外，本庶佑教授於二〇一八年在關於癌症免疫治療藥「保疾伏」的研究上獲得了諾貝爾生理學和醫學獎。這可以說是向世界宣言：「**免疫力才能根絕癌細胞**」。以此為契機，關於免疫力在治療癌症時的重要性逐漸廣為人知，對此我大為欣喜。

「標準治療」的「標準」是什麼？

所謂的標準治療，是能適用健保的治療法，其中包含有手術、抗癌藥、放射線治療。

只是，關於標準治療的判定基準是「如何能殺死許多癌細胞」，但其中卻沒有考慮到之後患者的免疫力，以及與之深切相關的生存率問題。因為是依這樣的判定來決定抗癌藥的劑量，當然會連免疫力也一起破壞掉，結果反而無法活得久。

最好是使用能殺死癌細胞又保住了免疫力的平衡劑量，但因為是最大限度殺死癌細胞的量，而且是取決於人體能耐受的最大限度劑量，所以若接受了這個治療，就會破壞掉免疫系統。這麼一來，反而不能殺死癌細胞。

這個部分可以說是標準治療的最大缺點。標準治療在過去十年內，包含手術在內，於治療早期癌症時，明顯改善了「五年的生存率」。但是，治療進行癌（非切除治癒或術後復發的進行癌）時卻幾乎無法改善，這也是事實。光用現在的標準治療，我感覺到在治療進行癌時是有其界限的。

幾乎所有醫院一提到癌症治療，都會自動進行標準治療。這麼一來，若患者沒有相關的癌症知識，就會依循著醫院的建議，只選用標準治療。可是二〇一八年，本庶教授獲得了諾貝爾獎，會詢問「能使用免疫療法之一的保疾伏嗎？」的患者增加了。

果然，因為被宣告罹癌是非常令人震驚的事，比起之後靠自己調查治療方法，不論怎麼說，心情上都還是想要依賴眼前的醫師。

可是若就這樣一直只接受標準治療，總有一天免疫力將失去作用，結果抗癌藥也會失效，最後主治醫師就會宣告「已經沒有治療方法了」、「要不要改用安寧療護呢」，有非常多人都是即便還想繼續治療，卻也無處可去。

許多這樣的患者前來我們醫院。我們會透過提高免疫力來治療這些患者，即使是標準治療也無效的第四期癌症患者，或是預後非常不好的胰臟癌患者，都延長了一年、三年、五年不等的壽命。

在醫院，不僅會進行標準治療，也會以「重視免疫進行治療」的概念為基礎，進行癌症治療。基本上，我們是用溫熱療法、低用量抗癌藥（有許多論文發表過，若低用量地使用抗癌藥，反而會活化免疫力）、保疾伏（使用在癌症免疫治療上的藥劑），近年來則有採用氫氣，結果竟有超過九成的患者出現復原的反應。

這數字有多驚人？除了醫師，相信調查過癌症治療的人應該都知道。

為什麼「標準治療」治不好末期癌症？

二〇一八年，本庶佑教授獲得了諾貝爾獎。這件事對一直以來的癌症治療投下了一顆震撼彈。因為這就和宣告「只要用保疾伏解除免疫抑制，就能治療末期癌症」一樣，只要確實引導出免疫力，連末期癌症都會消失。

可是在許多醫院中進行的三大療法，雖會殺死癌細胞，卻是連免疫力也會一起破壞的治療法，幾乎沒有進行會考慮到免疫力的治療法。標準治療法完全沒考慮到免疫力，所以無法治好末期癌症。

最近在治療癌症的醫院中，也有使用了保疾伏，但他們只把保疾伏當成是抗癌藥的一種。在本來就只使用抗癌藥治療癌症的專科醫師中，似乎有很多醫師都沒有考慮到免疫問題。

因此作為最適用免疫治療的保疾伕，也只被看成是屬於抗癌藥的範疇。我認為，果然還是癌症專科醫師最適合治療癌症，因為癌症可以被視為是免疫系統異常的疾病。

癌症難民有六〇萬人，人數還會持續增加

大醫院或大學醫院等公立醫院中的狀況是，只能按照國家的指導方針來進行治療。所謂的大醫院就是有著各種等級制度的世界，所以有各種權力運作，要採用標準治療以外的治療方法是頗為困難的。

我之所以能採用還不被標準治療認可的各種治療法，並以免疫力為主來進行癌症治療，是因為我自己就是院長。不過，就經營層面來看，若只遵行指導方針來進行標準治療，就能獲得一定的報酬。身為經營者，若想穩定醫院的營運，也會認為，還是進行標準治療比較安全。

而且，進行標準治療的醫院中，很難進行自費診療。健保診療與自費診療同時進行時稱為混和診療，但法律上是禁止混和診療的。若同一天內，而且是在同一間醫療設施進行健保診療以及自費診療，將不適用於健保，本該由健保支付的診療費會全變成需實際支出，因此會對患者的經濟造成非常大的負擔。所以癌症治療的選項怎麼說都很狹隘。

因為這樣的原因，對於癌症的治療，即便有各式各樣的方法，許多醫師也只會建議進行記載在指導方針中的健保適用標準治療。可是，遵循指導方針所使用的抗癌藥，在殺死癌細胞的同時也會破壞免疫，於是就漸漸失效。

這麼一來，醫師就會說：「已經沒有治療方法了」、「要不要轉移至安寧療護？」最後只會變得患者要自己去尋找癌症的治療法而徬徨不已，成為所謂的「癌症難民」。現在被稱為「癌症難民」的人們，據說在日本就有超過六十萬人。

基本上，大醫院的醫師們會以沒有證據證明，除標準治療外還有其他有效的癌症治療法這個原因而不告知患者。有些例子是，就算患者問了，也會因為聽說：「啊，那個沒效喔」而放棄。患者只能靠自己去尋找延長自己壽命的方法。

在現今的時代，似乎有很多人都是透過觀看網路評論或患者間的交流等，找尋適合自己的治療法。

我們的醫院會接納這些「癌症難民」，成為那些無路可走患者們的避難所。以九州各縣為首，除了大阪、名古屋、東京，還有從其他各地前來造訪的患者。我們以氫氣為首，並用了各式各樣的免疫療法，讓一度被醫生放棄的癌症患者們，陸續恢復健康。這是我們的驕傲，也是身為醫師的喜悅。

有種治療法可以擺脫癌症難民的身分

尤其對末期癌患者來說，最重要的就是活化免疫力，關鍵是要知道，治療法有很多種，不只一種。要治好癌症所必須的「腫瘤免疫循環」中七個步驟的任一步驟只要遭受阻礙，就無法引導出免疫的主角——殺手T細胞。因此，無法引導出免疫力的原因不是只有一個。為此，要利用我們個人的免疫指數，阻止免疫力在任一步驟停止作用。同時與此相配合，組合幾種治療，找出哪種方法較可提升免疫力。此外，提高免疫力不僅與治療癌症有關，也與身體所有不適有關。若能從平常生活中提高免疫力，除了有助於癌症康復或治療癌症後維持健康，對於打造不罹癌的身體也一定有幫助。

現在，用於癌症治療的免疫療法之一是「溫熱療法」。這是用8MHz的高週波照射身體，藉以將患部中心部的溫度提高到四十二℃以上。這麼一來，就只有癌細胞會異常地死亡。此外，患部周邊雖約為四〇℃，但這溫度是最能活化免疫的。尤其會活化在「腫瘤免疫循環」的步驟二與三中的樹突狀細胞。同時免疫細胞會隨著血流被搬運至全身，由於溫度上升了，通往癌細胞的血流改善，「腫瘤免疫循環」的步驟四與五就會改善，到達癌細胞的免疫也會增加。同時這還是適用健保的。

還有一個是低用量的抗癌藥。用量是標準量的四分之一～三分之一。標準量是連免疫細胞都會殺死，但若使用低用量，反而能活化免疫細胞。其實，從以前就有提出許多關於這方面的論文。可以當作低用量抗癌藥來活化免疫的藥品種類有紫杉醇（paclitaxel）、健擇（Gemcitabine）、順鉑（Cisplatin），這些都適用於健保。

同時，基本上都是使用保疾伏。這是免疫檢查點抑制劑，也稱納武利尤單抗（Nivolumab）。殺手T細胞被活化並攻擊癌細胞後，癌細胞會釋出PDL−1這個物質，防禦殺手T細胞的攻擊，為了預防發生這種情況，就需要保疾伏。肺癌、胃癌、頭頸癌、腎癌、惡性淋巴瘤、惡性黑色素瘤（Melanoma）等情況適用於健保，但除此之外的情況則屬於自費診療。

而我的醫院中能提高這些治療效果的就是氫氣。詳細的狀況在後面會提到，**但氫氣能讓殺手T細胞充滿活力，增強保疾伏的效果**，這些我們都已經很清楚了。這些都不適用於健保，但因為效果很高，所以是很多患者都會採用的治療法之一。

癌症的治療法不只有抗癌藥與放射線治療。有各種各樣的方式。除了要充分理解所有治療法，還要考慮患者的狀態與經濟狀況等，告訴患者最適合他的治療法：「我認為這個治療法對你比較好」，我認為這就是我們醫師的使命。

第 3 章

免疫力若低下，抗癌藥跟放射線治療就不會有效

為什麼至今為止的治療法都沒效呢？

此前，「標準治療」被視作抗癌治療的標準。包含在這治療中的外科手術、抗癌藥、放射線治療等，一切都是遵循著各學會所制定的指導方針來進行。若是早期癌症，這分指導方針的確能發揮效果。若是早期癌症，有非常多人都能因那些治療而痊癒。

不過若是進行癌，在標準治療的性質上，就「活得久」這層意義來說，會出現有效的人跟無效的人。尤其是對末期癌症患者來說，標準治療無法說是很適用的。

因為標準治療中所進行的手術、抗癌藥、放射線治療，就如至今我們所說的，在縮小癌症範圍的同時，也給予了免疫系統極大的傷害。一旦免疫無法運作，攻擊癌細胞的T細胞機能會低下，即便身體內只殘留些許癌細胞，T細胞也無法認出甚至攻擊癌細胞。也就是說，會打造成一個放任癌細胞不管、任其持續增生的環境。

即便癌症暫時性的縮小範圍又或是消失了，在微觀世界中，還是殘存下很多癌細胞。此外，我們體內據說每天都會產生約五千個癌細胞。健康時免疫系統會正常運作，所以能擊退體內產生的癌細胞。可是若免疫系統沒有運作，癌就會不斷擴散。

本來，免疫會辨識出身體中的異物，透過攻擊、排除這些異物來維持體內健康。在標準治療中，一旦破獲了這個免疫系統，免疫細胞就會變得無法攻擊、破壞癌細胞。

結果，癌會逐漸擴大，又得要進行抗癌藥或放射線治療。因此，癌症又會暫時的變小。可是同時，免疫系統又會遭受到比前次更嚴重的破壞。結果，癌細胞又會增生、復發。

重複這樣的情況一、兩次後，抗癌藥或放射線治療就會變得無效，無法阻止癌細胞的增生。而且最近出現了抗癌藥抗藥性與免疫抑制分子有關的報告，從中我們可以得知，抗癌藥無效也與免疫大有關係。

這麼一來，醫師們幾乎就只能告訴患者「我們已經束手無策了」、「要不要考慮安寧照護？」在日本約有六十萬人還盼望著「想活下去！」卻被醫師所放棄，在走投無路的情況下，現今成了癌症難民，還在迷途上徬徨徘徊。

《中日新聞》在東大醫院進行了問卷調查，針對「想如何迎接死亡？」的問題，有九十五％的患者回答：「希望是做了能做的治療後才死。」但只有五十一％的醫師會這麼想。患者與醫師的這種不同意識，或許就是產生出「癌症難民」的原因。

當然也有人是因標準治療而治好的。若是初期癌症，治療成功率也很高。不過，若是末期癌症，現狀是幾乎沒有人因這種治療治好。標準治療的治療是只把焦點放在「殺死癌細胞」上，「延長壽命」的觀點則位居其次。

話說回來，大家知道對癌症治療而言，「有效」的基準是什麼嗎？若是標準治療，其判定效果的基準是，若四週間，癌腫瘤縮小了，就是「有效」；若僅在四週間腫瘤就縮小，即便之後又變大，還是會認為「這治療有效」。將用這種基準訂定的治療作為標準治療，根本就是強行過關。

指導方針只有提出「用這些治療方法醫治」的指示。手術、抗癌藥、放射線治療等，各有各的指導方針，因此只能進行有指示的。若換個說法，可以說等同於「若透過指導方針所進行的治療沒效，就別無他法了」。

抗癌藥即便能暫時縮小癌腫瘤，但因為身體的免疫低落，所以無法抑制腫瘤再增生，又會變大。要維持癌腫瘤縮小的狀態，能監視癌細胞不再增生的免疫機能就必須運作起來。因此，必須活化攻擊癌細胞的T細胞，提高身體免疫力本身。

即便用抗癌藥治療進行癌（無法切除的癌症或復發癌症），癌腫瘤會縮小的人最多是三〇％，而且是只進行到第一、二次而已。在指導方針中，第三次、四次會出現的治療法被稱為第三方針、第四方針，若到了這個地步，就我們醫師的感覺來說，就是「幾乎沒效」。

若在第三次、第四次中抗癌藥有效，那就是近乎奇蹟的事了。次數愈多，抗癌藥就會變得沒那麼有效。

可是，採用標準治療法的醫師們沒有其他治療法選項，即便知道第三次、第四次的抗癌藥沒效，還是會永無止盡地使用那種治療法。不，是不得不持續。因為他們沒有其他治療的選項。即便已經將恢復健康視為奇蹟的程度，但在進行第三次、第四次抗癌藥治療仍沒效時，他們才會承認「已經沒有治療法了」。

關於抗癌藥的量，指導方針中會決定投藥量，像是「最大限度能使用的量是體重／體表面積的○mg為止」，所以有很多醫師會對此囫圇吞棗，毫無疑問地對患者進行投藥。若給予患者在標準治療中規定最大限量的抗癌藥，有時癌腫瘤會縮小。但同時免疫系統也會遭受到破壞，瞬間降低抑制癌細胞增生的力量。

在現階段，很少醫師會留意到照顧患者的免疫系統很重要。只傾注心力在破壞癌細胞，完全沒考慮到免疫力會變得怎樣。遵循現行指導方針指示的醫師還是比較多的。

可是，在這些醫師中，應該也有醫師隱隱發現到：「抗癌藥的效果只是暫時的。用抗癌藥治不好，也活不久」。或許也有很多醫師是因為周遭的環境或阻礙等無法下定決心改變治療方針的。

即便如此，我仍這麼想：我們醫師應該好好理解患者們悲慟的吶喊：「難道我們之後就只能默默等死嗎！」並且為延長患者的生命進行治療，直到最後一刻。

連癌症治療專家都不知道免疫力很重要

要成功治療癌症，必不可缺的就是讓患者的免疫系統正常發揮功能。我也曾聽過，醫師中也有人在被問到「免疫」時會回答：「啊！那沒用喔。」這樣的情況很令人遺憾，不過在醫學院中有開設免疫課程，會去上的人很多，但應該也是有部分人不太接受的。

從一九九〇年代以來，抗原（存在於癌細胞中特有的蛋白質等）就廣為人知，從那時候開始，免疫這個領域到現在還是處於發展中。因此，在那之前於醫學院受教育的人們，從成為醫師後，若沒有繼續自學，就不會知道這些知識。

免疫與癌症治療大有關聯，而想出用保疾伏式治療法也是要到二〇〇〇年以後。

保疾伏是免疫檢查點抑制劑。簡單來說，它的作用就是除去讓免疫T細胞無法攻擊癌症細胞的阻礙作用，讓T細胞能夠再度攻擊癌細胞。

京都大學的名譽教授本庶佑，在二〇一八年因保疾伏的研究獲得諾貝爾獎，所以在現在的醫學院，或許會有開授這樣的課程。不過在癌症治療中免疫到底如何參與其中，似乎還沒有在大學開課。

在這樣的背景之下，現在的癌症治療，有很多醫師都是以進行外科手術、抗癌藥、放射線治療的「標準治療」作為基準，因為大部分醫師都是這樣進行的，於是患者對於治療癌症，就更是只知道有這些方法而已了。

因為殺死癌細胞的同時，也會傷害到免疫系統，在這樣的標準治療中，雖然癌腫瘤會暫時縮小，但有不少病例都會復發。若是第四期癌症的患者，據說只接受標準治療的，有九〇％都死亡了。

然而，癌症的治療方法不是只有標準治療。現在還有其他各種各樣的治療方法。其中我認為，有效的應該是提高患者免疫力以擊退癌症的「免疫療法」，所以每天都在進行治療與研究。而配合患者的病況，並從各種治療法中，選取並建議最適合的方式。將來在治療癌症上，這樣的作法應該也是必要的。

「腫瘤免疫循環」能順利運作的人，不會罹癌

關於癌症的免疫治療，希望大家能先了解一個機制。那就是前述的「腫瘤免疫循環」。即便是第四期癌症，也有很多人的癌細胞消失了或縮小，狀態不再惡化，身為腫瘤免疫專科醫師，看過不少這樣的病例。之所以能有這樣的發展，可以說是因為那些人體內的「腫瘤免疫循環」有在順利運作。

人體內據說一天會產生五千個癌細胞，沒有罹癌的人是因為「腫瘤免疫循環」有正常發揮功效，能保護身體遠離癌細胞。癌腫瘤縮小或是消失的患者，也是這個循環有在正常運作。「腫瘤免疫循環」是歷經如下頁記載①～⑦的階段而發揮功能。在這之中，只要任一階段發生障礙，免疫循環就無法運作。這麼一

來，癌細胞就會不斷增生，產生癌症，或是復發。為此，在治療第四期癌症患者之時，首先必不可少的，就是要整備好這個免疫循環，提高免疫力。

免疫循環的流程

①用抗癌藥或放射線治療破壞癌細胞。
②免疫細胞之一的樹突狀細胞會收取在①被破壞的癌細胞，並提示「這就是癌喔！」的標記給T細胞。
③樹突狀細胞會教育、活化T細胞，以讓它們找出只在癌細胞上會發現的標記。
④活化後的T細胞，在血管內流動並巡邏找尋癌組織。
⑤T細胞滲透進癌組織。
⑥T細胞識別出癌組織。
⑦T細胞攻擊癌細胞。

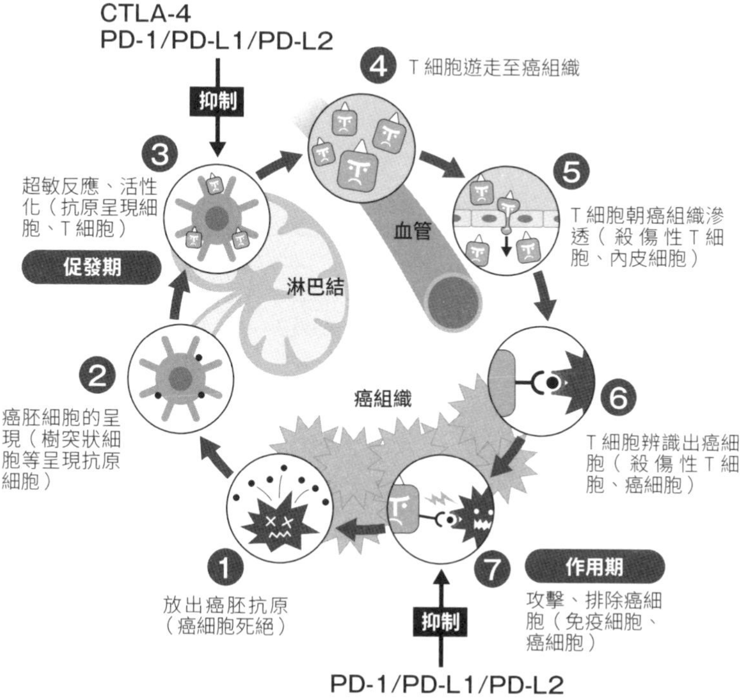

促發期：抗原呈現細胞向 T 細胞呈現癌胚抗原的階段（起始期）
作用期：辨識癌胚抗原的 T 細胞活性化，引起免疫反應的階段（效果期）

用免疫力打造「能迎戰疾病的身體」最重要

我看診的病患有九成都是第四期癌症。針對在標準治療中，「抗癌藥已經無效」的人，我會組合各種免疫療法，進行最適合他的治療，因此能夠將被宣告「只剩三個月生命」的患者，延長一年、兩年的生命。

要治療癌症，提高免疫力是絕對必要的。我很確信這件事；但就算說「免疫很重要」，至今仍沒有方法能測定該人有多少免疫力、透過免疫治療實際上又能提升多少免疫力。

因此，要構築出證據（科學上的根據）很難。醫師中，有很多人都認為「免疫沒有效」，之所以如此，也可以說與這點有關。

可是現在，在我們醫院中，打造出了一個系統，可以透過從靜脈採來的血液測定免疫力高低（測定是委託ＳＲＬ這間日本數一數二的檢查公司）。利用這套系統，就能測定出患者的免疫狀態，也能從該份資料中判定各患者的免疫狀態，選擇最適合該名患者的治療法。

從這個檢測系統的資料來看，我發現了一件有趣的事，亦即免疫力高的人跟低的人比例本來就是各占比五〇％。從這樣的比例中我們可以認為，全體約半數的人免疫力本來就低下，可以說是容易罹癌的體質。根據日本厚生勞動省所提出的資料顯示，日本人兩人中有一人一輩子會得一次癌症，這也和我們得出的數值一致。

現在，罹癌後的患者幾乎都會做這樣的檢查，但若能在那之前就先接受這樣的檢查，或許能擴大預防癌症的可能性。

第 4 章

用「氫氣」治好末期癌症患者

為什麼氫氣可以提升免疫力？

關於治療癌症的氫氣效果，主要可列舉出以下兩項。

① **在四種活性氧中，可以只除去壞活性氧。**

② **活化粒線體。**

首先我想來說明，氫氣可以去除壞活性氧，提高免疫機能這點。

我們是藉由呼吸來將氧氣攝取進體內，人體在利用氧氣時，所產生的副產物就是活性氧。

活性氧中有四個種類：超氧化物陰離子（超氧化物）、過氧化氫、單重態氧、氫氧自由基（又稱羥基自由基）。而且這些活性氧還分有能活化免疫、對人體有好影響的「好活性氧」，以及對人體有不好影響、會降低免疫力的「壞活性氧」。

①**好活性氧……**超氧化物陰離子（超氧化物）、過氧化氫、單重態氧。

②**壞活性氧……**氫氧自由基。（羥基自由基）

活性氧中會對人體造成不好影響的是壞活性氧氫氧自由基。例如在皮膚上出現斑點、暗沉，或是體力低下等老化現象，都是壞活性氧讓身體氧化所產生的。也是其他各種疾病的成因，例如癌症、糖尿病、肺炎、心肌梗塞、阿茲海默失智症等。

氫氧自由基（羥基自由基）的主要作用機理（對人體造成影響的機制）是會傷害血管以及DNA。尤其是壞活性氧，會傷害粒線體的DNA，妨礙粒線體製造我們生存所需能量的效用，然後就會引起全身細胞機能降低，尤其帶給免疫細胞重大傷害。

在這樣的背景下，氫氣的作用是不會影響其他好活性氧，只會除去這種壞活性氧。為此，在提升免疫的作用上，可說影響力非常大。

氫氣的一大特徵是只會抑制活性氧中壞活性氧的作用，這點非常重要。為什麼這麼說呢？因為在營養補助食品中有一種叫抗氧化保健食品的東西。應該有很多癌症患者認為，若要抑制身體氧化，也就是抑制壞活性氧的運作，只要吃這種保健食品就好。

但是根據最近的研究顯示，抗氧化保健食品不僅無法預防老化相關疾病，反而還會提高死亡率。此外也能從研究中得知，含維生素Ｅ的保健食品（據說是保健食品界的超級明星），比安慰劑（無效的東西）高四％的死亡率。含β胡蘿蔔素的保健食品死亡率是高七％，此外還報告了會高罹患肺癌的風險。

據推測，原因不僅出在壞活性氧，還有一併壓制了好活性氧的活動。

就這一點上來說，氫氣能維持好活性氧的作用，只除去壞活性氧，因此在免疫治療上能發揮很高的效果。這在治療癌症方面，可說是非常具劃時代的作用。

氫氣到底是什麼東西？

氫的原子序號為一號。在學校學習的元素週期表中是第一個出場的，應該很多人都會記得。氫是由一個電子與一個質子這最小單位的組合所構成，被稱為宇宙最輕的元素，也是宇宙最初所形成的物質。

宇宙約誕生於一五〇億年前。三〇萬年後，電子與質子聚集起來，誕生出最初的元素——氫。接著，陸續進行融合，誕生出碳、氮、鐵等。而現在，構成宇宙的元素中，氫占了九〇％。據說人類的誕生約在三〇億年前，早在此前，氫就已存在於地球上了。

眾所皆知，氫分子在常溫下是無臭無味的氣體，非常輕，所以擴散速度非常快。此外，人們會使用氫彈，所以或許有人會覺得氫使用起來不是那麼容易。即便如此，實際上，氫的濃度要到四％以上才會燃燒，而氫本身的分子會四處飛散，所以在自然狀態下，氫不可能會聚集起來爆炸。

對宇宙來說，氫的存在非常理所當然，但在一七六六年，英國化學家同時也是物理學家的亨利．卡文迪什（Henry Cavendish）將金屬片與強酸湊在一起，為人類首次成功抽取出「可燃氣體（＝氫）」。

此外，氫這個名字是在一七八三年，由法國學者拉瓦錫（Antoine Lavoisier）所命名。

根據國際原子能機構（IAEA）所述，氫在人體內是次於氧（六十一％）和碳（二十三％）占第三（十％）多的元素。除了構成水分之外，也作為蛋白質、核酸糖質、脂質等構成元素包含在人體中。在我們每天的活動中，氫可說是不可或缺的元素。

從人類誕生在地球上起，氫就存在於我們周遭。我認為，今後氫有很大的可能性能極佳地提升人體的免疫作用。

為了成功治療癌症，就要去掉「免疫抑制」

說到此前的免疫治療，雖有多孔科的真菌（靈芝）、丸山疫苗、蓮見疫苗，但僅限於「或許有效」的程度，無法證明其有效性。此外，採取患者淋巴球使用在治療上的免疫細胞療法也沒有實證有效。這類事情不斷重複，在從事標準治療的醫師們之間，或許就會留下「免疫沒有效」的刻板印象。

可是若能在以往的免疫療法中加上氫氣，使用**「氫氣免疫療法」**，就可以親眼見證成效。在二〇一九年三月時，採取了四百名以上病例，構築出了證據（科學上根據），可以看出，其特徵之一就是，**氫氣有活化粒線體，最後解除「免疫抑制」阻礙的作用**。

其實到目前為止，從只要活化免疫就能抑制癌症的這個想法開始，總之就是要活化免疫這件事備受重視。但是，同時有活化與抑制免疫的力量在作用。免疫若無法運作，就無法守護人體；但反過來說，若過於活化，接下來又會攻擊自己的身體，因此人體自動附加有「免疫抑制」。

不過在治療癌症時，針對癌胚抗原（是癌症的標記），免疫會起反應，但因為會附加有與之相同程度或是較之更甚的免疫抑制狀態，免疫力就無法攻擊癌細胞。為此就必須去除這個免疫抑制，好讓免疫機能可以充分運作，攻擊癌細胞。

為此所使用的藥物就是保疾伏，效果雖有用，但另一方面，卻有會引起間質性肺炎或糖尿病等副作用的疑慮。用保疾伏排除「免疫抑制」時，在細胞質中，會依次出現如下情形。

使用保疾伏排除免疫抑制時

①活化攻擊癌細胞的Ｔ細胞＝提高免疫力。

②若活化過頭會有攻擊自己身體的危險，所以Ｔ細胞會分出ＰＤ－１這種抑制免疫反應的分子＝免疫抑制。

③保疾伏與ＰＤ－１結合，讓免疫抑制不作用＝提高免疫力。

＊保疾伏會與Ｔ細胞的ＰＤ－１結合，排除免疫抑制。氫氣則會推動細胞的粒

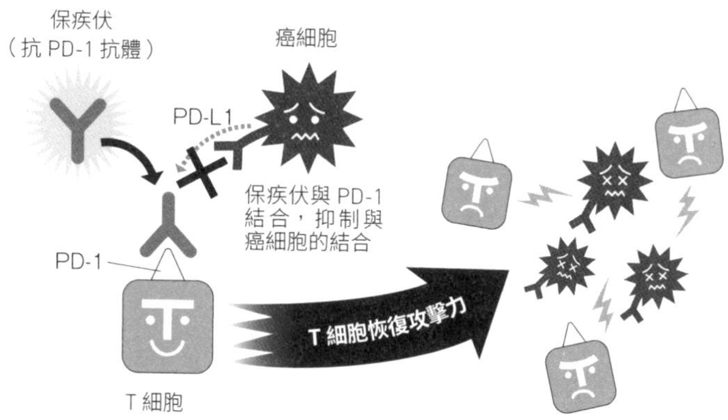

「免疫檢查點抑制劑」保疾伏的任務
與 T 細胞的 PD-1 結合，抑制其與癌細胞的結合，解除附加在免疫上的阻礙。T 細胞不會受到妨礙，變得能攻擊癌細胞。

線體作用，讓其不分出PD－1，避免免疫抑制。

同時，作為免疫治療一環而使用的溫熱療法hyperthermia以及低用量的抗癌藥，也有除去免疫抑制的效力，不過沒有保疾伏那樣有效，但相對地也不會像保疾伏那樣出現副作用。

另一方面，我們也知道氫氣有排除「免疫抑制」的作用。不過這時候，其機制並不像保疾伏那樣是和T細胞的PD－1結合以排除抑制，活化免疫機能，其機制是從一開始就不讓T細胞出現PD－1，讓免疫抑制發動不了。

用氫氣排除免疫抑制時

①癌症患者中，尤其是進行癌的患者，其殺手T細胞在與癌細胞間進行不間斷的戰鬥之後，會陷入疲憊狀態（＝疲弊殺手T細胞）。疲弊殺手T細胞會陷入粒線體功能不全，結果疲弊殺手T細胞就會表現出PD－1。

②氫氣可以再度活化這個疲弊殺手T細胞的粒線體，讓疲弊殺手T細胞復甦成「活性化殺手T細胞」，變得能攻擊癌細胞。

不過，這裡必須考慮一件事，我們發現到有PD－1的殺手T細胞，至少有兩種。

一種是有正常粒線體、發現到有PD－1的殺手T細胞，我們稱此為「抑制T細胞」。

抑制T細胞本來是「活性化殺手T細胞」，與癌細胞對峙時會進行攻擊，但誠如先前所述，為了不讓生物體中的免疫過度，會作為控制系統的一環，讓活性化殺手T細胞出現PD－1，抑制免疫機能。這就是「抑制T細胞」，可以說，因為這個T細胞的粒線體功能正常，才能讓保疾伏發揮效用。

另一個發現到PD－1的T細胞是，與癌細胞在長期抗戰中疲弊，俗稱的「疲弊殺手T細胞」。其最大的特徵是，陷入粒線體功能不全的狀態中。這個「疲弊殺手T細胞」喪失了殺手T細胞本來擁有的殺傷癌細胞的能力。

這個疲弊殺手T細胞雖也能發現PD－1，但很遺憾，保疾伏對這個T細胞無效。

因為保疾伏雖與PD－1結合截斷了免疫抑制的通路，但粒線體陷入功能不全的狀態，所以這個疲弊殺手T細胞無法殺傷癌細胞。

保疾伏僅對二〇%～三〇%的癌症患者有效。其中一個原因就在這裡。

保疾伏與PD－1結合，排除了免疫抑制，與此相對，氫氣則是藉由活化T細胞的粒線體，讓T細胞擁有活力，降低PD－1的出現，因此不會勉強操作身體本來的運作，能維持提高人體本有免疫反應的狀態。其所導致的「結果」

與保疾伏相同，都同樣是不讓因ＰＤ－１所引致的免疫抑制起作用，但希望大家可以理解，其機制是完全不同的。

由氫氣所排除的「免疫抑制」並非人為造成，而是在非常自然的程序中所進行，所以不會有副作用。

為讓免疫發揮十足力量以攻擊癌細胞，就要排除「免疫抑制」，這在對末期癌症患者進行治療時非常重要。

一般認為，對進行癌或末期癌患者來說，出現ＰＤ－１的殺手Ｔ細胞中，大多數都是陷入粒線體功能不全的「疲弊殺手Ｔ細胞」。

因此，在這樣的狀態下，就如先前所說的，保疾伏會失效，唯有氫氣能讓疲弊殺手Ｔ細胞恢復成「活性化殺手Ｔ細胞」，活化免疫。

關於這部分，**氫氣與保疾伏有同樣的作用，而且不會帶給使用保疾伏無效的進行癌、末期癌患者的副作用，可說蘊藏了極大的可能性。**

用氫氣讓保疾伏的奏效率提升至四〇％

我們已經知道了，將氫氣加入此前免疫治療的「氫氣免疫療法」，會整頓「腫瘤免疫循環」（參考第1章第三十八頁）的流程。因此透過對第四期癌症患者使用氫氣，就能將以前只能發揮二〇％～三〇％的保疾伏奏效率，提升到六〇～七〇％。

腫瘤免疫循環是會誘發「T細胞識別、攻擊癌細胞」的一連串流程，但一般認為，殺手T細胞有三種類型。一種是有活力的「殺手T細胞」，第二種是雖發現有PD－1但擁有正常粒線體機能的「抑制T細胞」，第三種是陷入粒線體機能不全的「疲弊殺手T細胞」。

為了防止免疫過度活化，我們的身體具備有「免疫抑制」機能。其作用是，活化後的T細胞藉由出現PD－1分子，就能抑制免疫過度活化（亦即活化的殺手T細胞會變成抑制T細胞）。保疾伏這種藥，就是透過與PD－1結合，以除去免疫抑制的阻礙。

然而，T細胞一旦疲弊（疲弊殺手T細胞），PD－1就算和保疾伏結合了，也無法解除免疫抑制。為了解決這種狀況，首先必須改善「疲弊殺手T細胞」的根本原因——粒線體機能不全。

在此，氫氣就大有效用。因為氫氣有活化疲弊殺手T細胞內粒線體，使其成為活性化殺手T細胞的作用。可是「疲弊殺手T細胞」不會全都因為氫氣的作用而變成「活性化殺手T細胞」，即便粒線體機能經改善，也有可能還存在著呈現出PD－1的「抑制T細胞」。

使用保疾伏的患者本來就多是第四期等末期病患，所以T細胞幾乎都是「疲弊殺手T細胞」。因此即便投藥保疾伏以排除免疫抑制，使其與PD－1結合，也無法順利進行排除免疫抑制阻礙的作業，所以通常的奏效率只有二〇～三〇％。

但是，若吸了氫氣再投藥保疾伏，奏效率就會提升至六〇～七〇％。這是因為「疲弊殺手T細胞」內的粒線體活性化，從疲弊殺手T細胞轉變成「活性化殺手T細胞」或「抑制T細胞」，所以保疾伏能對此前一直不奏效的疲弊殺手T細胞也發揮效果。

單獨使用保疾伏對「抑制T細胞也能奏效」，但對「疲弊殺手T細胞」則無效。另一方面，氫氣能有效發揮功能，活化「疲弊殺手T細胞」。一般認為，氫氣能將「疲弊殺手T細胞」的大半轉變成「活性化殺手T細胞」，「活性化殺手T細胞」不需要保疾伏就能攻擊癌細胞。

我們設想，或許氫氣可以將所有T細胞都轉變成「活性化殺手T細胞」，但仍會留下部分「抑制T細胞」，所以必須使用保疾伏來應對抑制T細胞。

在此，可以說並用保疾伏和氫氣的療法是有意義的。因此，保疾伏在與氫氣並用時，只要少量就能發揮充分的效果。就像這樣，**一般認為氫氣對出現有許多「疲弊殺手T細胞」的進行、末期癌症患者是有效的，反之，則不能期待保疾伏對進行、末期癌症患者有什麼效果，要與氫氣並用才會發揮效果**。

藉由使用氫氣，對使用保疾伏難以出現效果的進行、末期癌症患者來說，若能採用與保疾伏有類似作用卻又沒有副作用的療法，一定能為末期癌症患者的治療打開希望之路。我們人類，在利用氫氣治療癌症時，可以說是獲得了能延長壽命的「新武器」。

吸入氫氣的治療完全不會感到疼痛、痛苦

氫氣不會有像藥物那樣的副作用，也沒有攝取過量的不良影響。氫氣是現有物質中分子最小的一種，身體自然會過濾掉不要的東西。不過我們預測，氫氣有可能仍會殘留在肺部深處。

曾有事例是，有人在晚間一點吸氫氣，於隔天早上八點測量呼出氣體的氫氣量時，出現了六十九 ppm。若是平常沒有吸氫氣的狀態，呼出氣體中所含有的氫氣量只有七～八 ppm。與此相較，可以得知體內蓄積了不少氫氣量。我想著，平時若體內有這麼多的氫就能促進除去會引起各種疾病的壞活性氧，這麼一來將能維持高免疫力的狀態。

我們為在我們醫院中進行治療的末期癌症患者使用氫氣免疫療法時，會準備一分鐘能吸入一二〇〇ml以上氫氣的機器。雖然我們會讓患者一天吸三小時以上的氫氣，很多是採分早、中、晚各一小時的吸法。這時候可以睡覺，也可以讀書或看電視。

基本上，只要是能讓患者放鬆的狀態都OK，但想更提高氫氣效果的人，我則建議可以邊做冥想邊吸入。吸入氫氣後，自然會進入冥想狀態，但若有意識地打造那樣的狀態來吸入，腦波中的Theta（θ）波就比較會出現。Theta（θ）波這個腦波的周波數是四~七Hz，在似睡非睡的狀態下就會出現。這時候會突然靈光一閃，或是會提升記憶力，與此同時，也是自然治癒力順利運作的狀態。

因此，靜靜躺著，閉上眼睛的吸入法更能提高氫的效果。治療癌症，放輕鬆、整頓好平穩心情很重要，因此一天中花上幾小時，像這樣讓心靈沉靜下來也是很好的。

此外，氫氣機械中也有附計時器的，可以設定要吸幾小時，或是也可以一直吸。氫是非常小的分子，身體自然會過濾出不要的東西，因此不會因為攝取過量而有不好的影響。

就像這樣，氫氣和藥物不同，其作用是以自然的形式抑制癌症，提高免疫力，但沒有副作用。另一方面，吃藥一定會有副作用。使用藥物就是勉強讓人體出現效果，所以無論如何一定會對身體某處造成阻礙，並且會以副作用的形式表現出來。可是氫氣完全沒有這些問題，是更善待身體，並且能平穩引導出該人所擁有自然治癒力的治療法。

使用標準治療的抗癌藥或放射線治療時，有一個嚴重的副作用，就是會破壞身體的免疫系統。其他的副作用還有噁心想吐、貧血、疲倦、掉髮等。有很多患者都會出現這些症狀，影響到日常生活。

因此，治療癌症總給人一種印象是，無論如何都有很強的副作用，所以我希望讓許多人知道，其中也有治療法是像氫氣這樣，可以提高人本來就有的治癒力，朝恢復健康的方向發展。

即便被告知剩餘壽命也不用害怕！用氫氣「消除癌症」

即便是第四期的患者，只要持續使用氫氣進行免疫治療，癌腫瘤就會縮小或消失，這樣的例子有很多。最顯著的例子就是在「開頭」（第一〇頁）介紹的K．H女士。她的癌症轉移到淋巴結，下顎底下有很大的腫塊，因此當下我們就讓她住院。但是實行氫氣免疫療法後，兩個星期內，腫塊就完全消退，她也很有精神地出院了。而且之後，她的腫瘤標記數值也一口氣下降了。

雖然氫氣很好，可是能在兩星期這麼短的時間內快速改善症狀，仍是極其罕見的例子。大部分人都是在開始氫氣免疫治療後的二～三個月起，才開始出現癌腫瘤縮小的效果。因為通常需要這樣一段時間，氫才能活化T細胞，使之攻擊癌細胞。

不過，就算癌腫瘤縮小或消失了，仍要持續進行治療一段時間。就算癌症看起來像是消失了，有時癌細胞仍殘存在體內。就算真的消失了，每天體內仍會產生五千個癌細胞，所以一旦結束治療，就會因免疫力降低而有癌細胞再度增生的危險性。

能擊退癌症的免疫力，是因治療而發揮效用，並非純粹靠該人身體本來的力量而產生。

因此即便癌症消失了，在這過程中，仍須謹慎以對。藉助外部力量治療癌症時，直到自己的免疫力可以識別並排除癌細胞為止，都要進行能提升免疫力的治療，維持著高免疫力，縮小癌腫瘤，或者是進行治療，打造能與癌症共存的身體。

被宣告「只剩三個月壽命」的人，做著這些治療，在我們的醫院中延長了一年、二年、三年不等的生命。在這期間，他們整理了身邊的一切、享受與家人共處的時間、去見想見的人……。藉由延長了被宣告「只剩三個月壽命」的時間，讓患者過著心滿意足的每一天。

「想全力以赴到最後」——為了實現第四期患者們如此強烈的願望，所以我想用最適合的治療法來為這些人進行癌症治療。

為提升免疫，氫氣也能活化粒線體！

氫氣免疫治療的特徵之一就是，氫可以活化粒線體。

粒線體是存在於體內每個細胞中的器官，負責了攸關性命的重要任務——供給各細胞能量。

在免疫治療上不可或缺的T細胞中也有粒線體。T細胞的重要作用是在於發現、攻擊癌細胞，但會因為抗癌藥或放射線治療等受傷而疲弊，無法發揮本來的力量。

氫藉由氫氣進入人體後會活化粒線體，讓疲弊的T細胞恢復健康狀態，取回攻擊癌細胞的力量，所以免疫力會提高。

粒線體到底是什麼?

我們人類之所以能思考、工作、和朋友說話,都是因為有能量。製造能量的就是這個粒線體。

粒線體會從我們攝取的食物中抽取出能量,轉換成體內活用的能量——ATP(三磷酸腺苷)。

藉由消耗這個ATP,就能活動我們的身體,進行新陳代謝。除了人類,動物、植物甚至菌類等,所有生物的全細胞內都有粒線體。

但是,隨著年齡的增長,體內環境會改變,或是因飲食生活、生活習慣的紊亂而導致壞活性氧在體內增加,此時,粒線體的機能就會低下。有報告指出,壞活性氧會阻礙粒線體DNA,使粒線體陷入機能不全的狀況中。即便對癌症患者投以抗癌藥或是進行放射線治療,粒線體都會失去活力。

而且,與免疫力大有關係的T細胞內也存有粒線體。粒線體機能低落,T

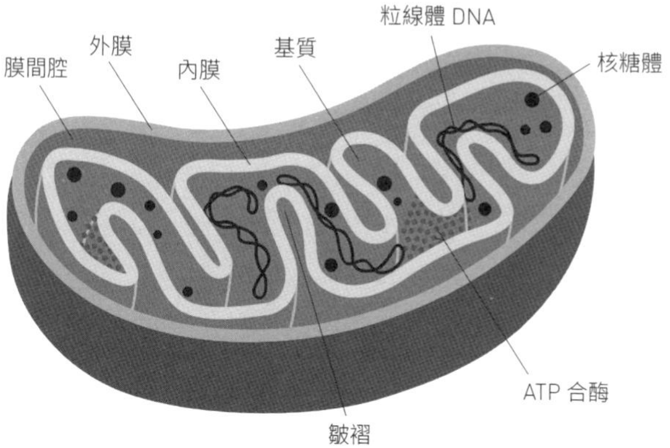

製造生存能量的粒線體
40 兆個構成人體的細胞中，每個都有數百～數千的粒線體。粒線體會分解養分，生產出能量 ATP（三磷酸腺苷）。

細胞的活動也會降低。這麼一來，本來可以攻擊癌細胞的T細胞就會無法作用，癌細胞就會不斷增生。

為防止發生這樣的狀況，在日常生活當中就得活化粒線體，復活疲弊的T細胞，使之恢復到能攻擊癌細胞的狀態。這麼一來，就能抑制癌細胞增生，縮小腫瘤。

對癌症患者來說，活化粒線體（＝提高免疫力），可以說是治療上必不可或缺的。

粒線體是體內的能源工廠

活化免疫之際，粒線體擔負了重責大任。在吸氫氣以擊退癌症的機制中，與粒線體深有關連。大家知道粒線體在體內是怎麼運作的嗎？

人體要獲得能量，有兩個系統。一個是糖解系統，另一個則是粒線體系統。兩者都會製造出能量的根本——ATP，但兩者的機制卻大不同。

糖解系統是在細胞質內製造能量，不使用氧氣，在低體溫的環境下運作。再生上皮組織、骨髓細胞、癌細胞、骨骼肌（白肌）、精子等會進行旺盛分裂的細胞，是以糖解系統的能量為核心在活動。糖解系統與瞬間爆發力有關，大家可以想成是在進行短跑等運動時所使用的能量。

另一方面，粒線體系統是在粒線體內製造的能量，使用氧氣，在高體溫的環境中作用。粒線體系統能以糖解系統十六倍的效率，穩定地製造出能量。一般的細胞、腦神經細胞（神經元）、骨骼肌（紅肌）、心肌、卵子等就是以粒線體系統的能量為核心在活動。粒線體系統會使用氧氣製造出能量，也有燃燒脂肪的作用。大家可以想像成是與健走等有氧運動有關的能量。

就作為能量工廠的效率來說，粒線體系統的十六倍產出量是比較好的，所以使用這系統來產生出能量，人體細胞也能較有效的獲得能量，還有助於維持、增進健康。

同時，粒線體系統會不斷消耗氧氣，在這過程中會產生活性氧。活性氧有四種，其中的壞活性氧會成為各種疾病的原因，例如老化、癌症、生活習慣病等。氫的一個作用就是可以只除去壞活性氧。亦即，氫既可以防止壞活性氧所產生的氧化，還能輔助讓產生出許多 ATP 的粒線體更順暢運作。

禁食（斷食）或運動也和健康有密切關連，追溯其運作的機制，會發現其中有 Sirtuin 基因（長壽基因）的影響，透過此，最終就能活化粒線體。

應該已經有很多人都知道禁食與運動對健康有益。但我們逐漸明瞭，此前說「有益健康」的事物，說到底，都與粒線體的活性有關。

活化了 Sirtuin 基因後，就能增強細胞內產出能量源的粒線體，與此同時，將會除去細胞內不要的蛋白質以及老舊粒線體，使之煥然一新。

如更新能量工廠機械裝置般讓細胞重返年輕，因此就能獲得提高免疫、增進健康等各式各樣的效果。

禁食（斷食）也能提升粒線體的活性！

運動或空腹都能活化粒線體。也就是說，粒線體有種性質是，若給身體加上壓力，粒線體會感受到危險——「得產生更多能量」而被活化。

透過斷食成為空腹，會刺激到Sirtuin基因（長壽基因），活化分子PGC－1α，藉此生成、活化粒線體。而T細胞也能因此活性化，最後就能提高免疫力。

不過禁食時，請諮詢過專家後再做，以免給身體造成負擔。若用錯了方法，反而可能會搞壞身體。

此外，將氫氣吸入體內時，也是使用與此相同的方法，以活化PGC－1α。雖然建議大家禁食，但若有人覺得吸氫氣比較簡易，我則想推薦這個方法。

氫能提高粒線體的機能

我們的體重有一〇％是粒線體，也就是體重六〇公斤的人有六公斤的粒線體。而且一個細胞中有一〇〇～三〇〇〇的粒線體。若想成是有四〇兆個，那分量可是很不得了。若能活化這麼些分量的粒線體，就能確實延長我們的健康壽命。

但是粒線體的DNA在日常生活中會受到阻礙。粒線體的機能會受到隨呼吸一起產生的活性氧中被稱做氫氧自由基的壞活性氧所影響而低下。若粒線體的作用低下，能推動身體的能量生產量就會降低，免疫力的活動也會變弱。而且還會因此引起各種各樣的毛病，像是斑點、皺紋、動脈硬化、糖尿病、失智症、癌症等。

此外，癌症患者T細胞上出現的PD—1會增多，但健康成人中，既有人的T細胞出現很多PD—1（壞T細胞），也有人的T細胞沒怎麼出現PD—1（好T細胞）。

健康成人的壞T細胞指的是，T細胞出現了PD—1，降低了本有的機能，而原因或許就是出在其中粒線體的運作不良。從這觀點來看，有人天生粒線體機能就不太好（壞T細胞多的人），這些人就比較容易罹患癌症、肺炎或失智症，可說是高風險群（從癌症患者身上發現的疲弊T細胞或許是同於健康成人體內的壞T細胞，但現在先改變名稱以做區別）。

即便如此，透過吸入氫氣而除去壞活性氧、活化粒線體，壞T細胞就會減少，好T細胞就會增加。這麼一來，或許就能預防癌症、肺炎或失智症。

氫氣有個作用是能活化PGC—1α這個分子，透過活化PGC—1α，就能提高粒線體的運作。

透過除去壞活性氧並活化PGC—1α，氫氣就能大幅改善、健全、增強粒線體機能。粒線體機能的好壞關乎到人體健康，今後或許也能以此來預測一個人容易罹患何種疾病？壽命有多長？年紀大了之後有什麼地方是特別容易弱化的？

粒線體也有好與不好之分

在現在這個時間點，沒有一個簡單的方法可以用來測定粒線體的機能。現在我們知道，檢測末梢血液中疲弊殺手T細胞的比例，與癌症患者預後有很深的關連。與此同時，我們也在思考，這是否也反應了T細胞粒線體的機能？這部分我們能透過一般的抽血進行測量，所以能簡單測量出來。

為了與癌症抗戰，做這樣的檢測是有意義的，但若能在健康時就測量粒線體機能，將能掌握住自己的健康狀況，預防以癌症為首的各種疾病，包括糖尿病、腦中風、失智症等。若能將粒線體的機能數值化，在健康的人之中，就能區分出粒線體機能好的人（好粒線體），與粒線體機能不好的人（不好的粒線體）。依此，或許就能預測疾病或掌握更正確的健康狀態，甚至還可以掌握「未病」的狀態。以數值的方式來獲知自己的粒線體狀態，將之作為指標並採取各式各樣的健康法以為預防，也許能讓今後的「預防可視化」。

此外，一般也認為，粒線體的機能與生命的遺傳基因、端粒的長短有關。端粒位於細胞中染色體的末端，每次細胞分裂時都會縮短，所以會隨著年齡的增長而縮短。如此一來，一旦端粒縮短，細胞就不會增生，而是朝老化邁進。有論文發表，這個端粒會因為粒線體機能降低而縮短，在二〇一一年的學術期刊《自然》（*Nature*）上也刊載過一篇論文，提到壽命的長短與粒線體有關。

攝取氫進入體內，就能從體內除去壞活性氧，促進新陳代謝，如此就能除去機能降低的不好粒線體，活化好的粒線體。這麼一來，以基因與血管為首，就能確保體內各種組織的健康。因著氫而讓身體有這樣的改變，除了癌症治療，也能延長我們的健康壽命。

第 5 章

在家就能做！提升免疫力的習慣

七種食材能增加免疫力核心的粒線體

我們透過末期癌症患者的治療發現了氫氣的有效性，得知氫氣重要機能，也就是提高免疫力的作用，是藉由活化粒線體來達成。這件事顯示了，要活化免疫，就必須活化粒線體。

雖然在健康人體內存在著有PD－1的「疲弊殺手T細胞」，但比例因人而異。有較多「疲弊殺手T細胞」比例的人，隨著年齡增長有增加的趨勢，這些人罹患威脅健康長壽的疾病，像是老人肺炎、癌症、失智症等的機率較高，被視作高風險族群。

即便是這些人，也能藉由氫氣活化粒線體、減少發現有PD－1的「疲弊殺手T細胞」、活化免疫，結果將有可能預防感染症、癌症、失智症等。**氫氣不只能治療癌症，也與活化免疫有關，甚至可說有助健康長壽。而能活化粒線體的生活習慣也和氫氣一樣，被視為有益於活化免疫、健康長壽。**

除了癌症患者，對所有人來說，若能活化粒線體，就能找回精神活力、更增進健康。為了健康長壽，讓我們一起在每天的生活中積極採取能活化粒線體、提高免疫力的習慣吧！

透過在每日飲食生活中對食材的選擇，就能活化粒線體。其中有個叫做輔酶CoQ10的。輔酶CoQ10是粒線體中呼吸鍊（細胞內與呼吸相關的酶會呈現鍊狀）的其中一個酶，將電子從複合蛋白（complex）Ⅰ與Ⅱ運送到複合蛋白Ⅲ，擔負重要的任務，對粒線體來說，也是產生能量時不可或缺的角色。輔酶CoQ10有「氧化型」與「還原型」兩種。

「氧化型」自進入體內起，就必須轉換成還原型。這時候，會因為年齡增長、疾病、壓力的程度，降低變成還原型的比例。另一方面，「還原型」和體內製造的輔酶CoQ10是同一類型，攝取後能立刻在體內作用，支援生產能量。因此，攝取輔酶CoQ10時，重要的是要攝取「還原型」。

下述食材中，含有較多的還原型輔酶CoQ10。而輔酶CoQ10的必要攝取量是一〇〇mg／一天。此外，針對健康日本人進行攝取輔酶CoQ10四星期的實驗結果，得出的報告是直到最大攝取量（三〇〇mg）都不會有嚴重副作用（※）。

（※）Hosoe,et al.,:Regulatory toxicology and Pharmacology,vol.47,19-28,2008.

含有豐富還原型輔酶 CoQ10 的食材

①山豬肉（一四〇～二〇〇µg／g）
②蝦夷鹿（一〇〇～一三〇µg／g）
③雞心（八四．八µg／g）
④牛肝（四〇．一µg／g）
⑤豬肩胛肉（二五．四一µg／g）
⑥鰤魚（二〇．九µg／g）
⑦大豆油（三三．三µg／g）

不過，若想攝取還原型輔酶 CoQ10，並非隨便吃這些食材就好。當然也需要吃豐富的蔬菜與攝取適量的水分。請大家每天將這些食材端上餐桌，以營養均衡的形式來攝取吧。

從事有氧運動以增加粒線體！

為了健康的老去，適度運動也是必須的。日常做些運動，對增加粒線體也非常有益。不過，雖一言以蔽之為運動，但有各式各樣的方法。在此，為了增加粒線體，將介紹可以進行哪些運動。

首先來稍微說明一下身體肌肉的部分。運動整個身體或手腳時會使用到的肌肉，可以靠自己意思運動的肌肉，我們稱為「骨骼肌」。構成骨骼肌的肌纖維大致可分為「快縮肌纖維（快肌）」、「慢縮肌纖維（慢肌）」。

快肌是會很快進行收縮的肌肉，使用在短時間發揮較大力量時。以陸地活動來舉例，可以說是適合短跑的肌肉。這些肌肉雖能發揮較大力量，另一方面卻沒什麼持久力，是容易累的肌肉。快肌看起來是白色的，所以也稱為「白肌」。

另一個是慢肌，是緩慢收縮的肌肉，所以無法發揮強力，但可使用在長時間發揮一定力量時。這種肌肉適合長跑，特徵是不太容易累。慢肌是帶有紅色的肌肉，所以也被稱為「紅肌」。

想增加粒線體時，建議大家鍛鍊後者的「慢肌（紅肌）」。因為慢縮肌纖維中所含的粒線體是快縮肌纖維中的三倍。慢肌為了生出能量，幾乎都是使用氧氣。因此，以有氧運動來鍛鍊慢肌，像是跑步、游泳、健走、騎自行車等會更有效。

此外，運動強度較低的運動雖也會讓慢肌的粒線體增加，但若提高強度，慢肌的粒線體含有量會達到高峰值。與之相對，快肌中的粒線體也會開始增加。

但是，比起無法持續進行的激烈鍛鍊，盡可能定期運動對粒線體、對身體都比較有益。因為持續運動的期間，粒線體雖會增加，一旦停止運動又會慢慢減少。

各位要不要先試著進行會消耗氧氣的有氧運動，像是慢跑、游泳、健走、騎自行車呢？

四〇℃溫水浴與優質睡眠能重新啟動身體

在我醫院進行的其中一個免疫療法是溫熱療法（hyperthermia）。用這個機器加溫患部，中心部會達到四十二～四十三℃，癌細胞會死亡，其周邊則會變成約四〇℃，而四〇℃正是最能活化免疫的溫度。

因此，泡進四〇℃熱水中的熱水澡，有助提高免疫。建議大家不要只淋浴，可以進行會泡到肩膀的全身浴，微微滲出汗來，在浴缸中放輕鬆。這種入浴法也有助於消除每天的壓力。

自律神經中有交感神經與副交感神經，白天在工作或做家事時，是交感神經居於優位。另一方面，身心放鬆處於想睡狀態時，則是副交感神經居於優位，這是一般自然下的狀態。但是最近，增加了很多人因為壓力負擔太大，使得交感神經一直居於優位，就算躺到床上仍難以入睡。

若不能擁有優質睡眠，就會影響到免疫低下，所以請盡可能在晚上讓副交感神經居於優位，平順入睡。建議可以舒適地進行溫暖身體的入浴方式，以作為入睡前的準備。

不過若是洗三溫暖，溫度會太高，有可能又會讓交感神經處於優位。要放鬆、提高免疫力，最好的還是四〇℃左右的熱水澡。

此外，要利用入浴提高睡眠品質，一般是以三十八～四〇℃的水溫最合適。而且這時候，若泡個連肩膀都浸到的「全身浴」十～十五分鐘，體溫會上升，代謝與免疫機能就會提升，同時因為水壓的關係，血液循環會變好，浮力也可以支撐身體，緩和肌肉的緊張。

還有，要提高睡眠品質，建議在就寢時間前一～二小時就要結束入浴。睡意會自然造訪的最合適時機，是在大腦以及內臟等身體內部溫度的「深部體溫」下降時。因入浴而一度上升的深部體溫會在一～二小時後開始下降，在這個時機點就可以上床睡覺。

一般的睡眠時間最好是約七小時，但因年歲不同，每個人最適合的時間長短也不同。即便如此，荷爾蒙的分泌與疲勞的消除，都會在晚上十點～凌晨兩點的睡眠中升高，所以就寢時間要盡量落在這時間帶，就能有效獲得優質睡眠。

此外，一到夏天，有很多人會開著冷氣睡覺，但請注意不要冷過頭。冷氣所製造的涼冷，會慢性地讓身體變冷，導致血流變糟、體溫下降，因此淋巴球的運作就會變糟，免疫力自身也會低下。請活用時間設定來預防冷氣所造成的慢性涼冷吧。

粒線體有個作用是會因寒冷而活性化，但那是像潑到水等，暫時冷卻身體，感受了生命的危機而活性化。若是像冷氣的冷這種慢性的涼冷，反而會降低免疫，所以要多加注意。

擁有一套自己的方法來消除壓力

只要我們活著，無論如何都會有壓力。適度的壓力能活化我們的身心，但若是慢性的龐大壓力，就會帶給我們的免疫力極大的傷害。

診察初診病患時，我們一定會詢問「病史」。這是為了掌握住該位患者的病歷，追溯其人生、回顧往事的既往史，以及回溯家族間發生過的事等家族史。這時若詢問病患，許多人都會說在發病前幾年，遭逢過極大的壓力。

醫師之間也經常會說，癌症患者許多人在罹癌的四、五年前都很消極、遭遇過極大的壓力。因為離婚、與配偶死別或失業等問題，導致免疫力瞬間低落，造成癌症發病，這也可以說是重大事件。如此精神上的壓力，有非常高的可能性會影響到免疫。

在告訴大家癌症治療方針的同時，我也會說：「接下來請想著真正令你感到快樂的事」。因為多少擁有些能消除壓力的方法，對提高免疫來說是很重要的。即便如此，還是有不少人會說：「我想不到什麼開心的事」、「沒什麼特別感興趣的事」。

要健康地老去，擁有自己專屬的消除壓力法非常重要。做那件事時可以心無旁騖地享樂其中，能不去想其他事，開心地集中注意力，終於完成後還會有爽快感。請找出能讓自己處於這種心情中的某件事物吧。只要有一件，即便上了年紀，免疫也能保持在良好狀態。

現在開始進行腸活，和食是發酵食品的寶庫

腸道內有一千種以上的細菌，有些也會對免疫力造成影響。實際上，有論文發表過，使用保疾伏有效的患者腸道細菌中，Ruminococcus Luminox 菌屬與普拉梭菌（Faecalibacterium）屬的腸道細菌比例很高，相反地，類桿菌屬這類細菌比例很高時，保疾伏就沒效。

「腸道菌落」是因腸內大量細菌而拓展開來。在顯微鏡下觀察腸道，那看起來簡直就像「花田」（英文的 flora）一樣，所以英文會使用同有「植物群」意思的 flora 這個字。形成腸道菌落的腸內菌，大致可分為如下的「好菌」、「壞菌」、「中性菌」。

三種腸道細菌

①**好菌**……代表細菌有雙歧桿菌（俗稱比菲德氏菌）、嗜酸乳桿菌、糞腸球菌、納豆菌、酵母菌、麴菌等。這些菌類的作用有可以促進腸道蠕動運動、整備腸內環境、強化免疫。通常是占腸道環境約兩成。

②**壞菌**……代表細菌有葡萄球菌、產氣莢膜桿菌、大腸菌（毒性株）等。會製造出氨、硫化氫、吲哚等有害物質，若是壞菌占了優勢，糞便會更臭，免疫跟新陳代謝也會低下。通常是占腸道細菌約一成。

③**中性菌**……代表細菌有大腸菌（無毒株）、鏈球菌等。特性是，不會有特別的作用，但隨著好菌或壞菌任一菌種占優勢時，會加入該方。通常占腸道細菌約七成。

整頓腸道環境，可以說就是以好菌兩成、壞菌一成、中性菌七成的比例，平衡腸道細菌。這麼一來，每天的排便能順暢，也會保持在高免疫力狀態。但是，若壞菌增加，中性菌就會加入其中，讓腸道環境瞬間惡化，免疫就會低下。癌症喜歡這樣的環境，所以必須多加注意。

那麼，是否好菌多了就好了？也不是這樣。若好菌增加過多，就會因免疫過度而引發疾病，例如克隆氏症、潰瘍性大腸炎、花粉症等。所以還是要留心以好菌兩成、壞菌一成、中性菌七成的比例，過著保持平衡的生活對健康才是最好的。

要打造平衡的腸道環境，重要的是多吃蔬菜和發酵食品。尤其日本這個國家有個特色是有「發酵食品寶庫」之稱，所以較能簡單地每天吃到。可是為什麼發酵食品對健康有益呢？

原因有三個。

第一個是，發酵食品以乳酸菌為首，富含好菌。好菌的效用是，能活化免疫細胞，防止病原體入侵。多吃些發酵食品，將有可能獲得整頓腸道環境，同時提高免疫力、預防疾病的效果。

第二個原因是，能活化腸內的免疫細胞。體內的免疫細胞中，約有六成集中在腸道內。透過活化這些免疫細胞，就能強化戰力，對抗從外部入侵的病原體。

第三個原因是，發酵食品因微生物的作用，已在一定程度上被消化過了。發酵食品從被攝取入體內起，就已經預先消化過了，所以進入體內後，只需要少量必要的能量與消化酶進行消化。因此，攝取發酵食品，就不會浪費體內的酶，能打造健康身體。

日本的餐桌上自古就有各式各樣的發酵食品，像是味噌、醬油、味醂、釀造醋、甜酒、納豆、米糠醬菜等。除了這些，其他還有西式鹹菜、泡菜、德國酸菜、起司、優酪乳、酒醋等發酵食品。請留意攝取這些食品以調整腸道環境、提高免疫力吧！

即便如此免疫力還是低下時

免疫力對人體健康大有影響，這可以說是無庸置疑的。因此我們要用心於飲食生活上、注意運動、為減輕壓力而努力，但若身心的機能伴隨著年紀增長而低落，與之成正比的，免疫力無論如何都會降低。人在出生瞬間，就開始步向死亡，很遺憾的，我們無法違背這自然的天理。

可是關於會迎來什麼樣的死亡這部分，我們應該在某種程度上是可以靠自己的意思來掌控的。

年紀大了之後，呈現出PD－1的壞T細胞（請參照第4章第九十八頁）會增加，使T細胞作為免疫細胞的功用降低，因此免疫力不可避免的會降低。這麼一來，攻擊來自外部入侵的細菌或病毒的力量就會低下，或許就因此增加了罹患老年肺炎的機率。

修正生活習慣、運動或飲食，就能提高免疫力，但若因為年紀增長而感到追不上這速度時，吸入氫氣就很有幫助了。

大家知道日本的平均壽命和健康壽命之間約有十年差嗎？

日本人的平均壽命與健康壽命

①男性　平均壽命／七十九・五十五歲
　　　　健康壽命／七十・四十二歲
　　　　差九・一三年
②女性　平均壽命／八十六・三十歲
　　　　健康壽命／七十三・六十二歲
　　　　差十二・六八年

（二〇一〇年日本厚生勞動省的調查）

這十年間，被定義為「日常生活受到限制，不健康期」，許多人的狀態或是臥床不起，或是靠看護勉強維持生命。這真的可以說是幸福地走向死亡嗎？

此外，所謂的自然衰老、死亡是在一個星期前後，粒線體機能衰弱，最後如睡著狀態般死去。透過吸氫氣，即便年紀增長，也能保持高免疫力，保持健康一直活到平均壽命，若能如此，應該也能大幅減少醫療費用。

第 6 章

被「宣告只剩下兩個月壽命」後回歸職場

成為癌症患者的避難所，癌症患者一一恢復

氫是地球上非常理所當然的存在，使用氫來治療癌症是日本首次，不，是世界首次的嘗試。

來我醫院看診的第四期病患，幾乎全都是定期前來的。有胸積水或腹水的人，會因為要抽出這些水而住院，但其他人都是定期來看門診。

即便出現轉移，大家仍很有活力地前來門診，過著普通的生活。然而有人卻被說：「已經沒有治療方法了，請進行安寧療護」，這點我總覺得有些不對。我想拯救那些被醫院放棄，雖非常苦惱卻也不斷在尋找「有沒有什麼治療法？」的癌症難民們。我想延長他們的生命——因為這想法，我每天都會進行診療。

我們的醫院有個別名是「癌症患者的避難所」，在使用氫氣的免疫治療上，至今約有四百名病例。此次要介紹的病例只是其中的一部分，但都是從第四期癌症或進行癌、復發性癌症中有飛躍性恢復的患者。被宣告「只剩兩個月可活」的

人，如今也健康地回歸到工作崗位上。

當然，一想到之後可能會再復發，就無法立刻放輕鬆地開心不已。因為，即便癌腫瘤暫時縮小了，只有極少數例子能就這樣治癒。癌症會使用各種方法，逃開想要防止復發而作用的「免疫」，計畫開始再度增生。

我自己也是在使用了各種各樣的抗癌藥後，才對被宣告「只能進行安寧療護」的患者，進行氫氣免疫療法的治療。結果我成功將只有幾個月可活的患者，延長壽命至一年、兩年、三年不等，因而獲得了自信。可是，對一年、兩年、三年後復發的患者來說，他們的挑戰現在才開始。在復發患者的體內，我們發現了會特別增加的特殊免疫抑制細胞與復發之間有深切的關係，並得知了抑制該細胞的方法。若能順利進行，在不久的將來，完全治癒癌症末期患者將不再是夢想。

我在心底某處有個想法，亦即藉由確立氫氣療法，我們是否能獲得**「戰勝疾病、老化的新武器」**？

此外，為了讓大家以正確心態看待接下來要介紹的病例，希望大家能理解以下幾點。

同時，在此介紹的患者情況都是二〇一九年七月的狀況。

腫瘤標記的看法

有的病例會用圖表表示腫瘤標記的變化，這個測量是以一個月為基準。腫瘤標記的數值會因腫瘤標記的種類不同而有異，但因人而異，有人的單位是以數百計，也有人是以數千計的單位在變化。其中也有以數萬為單位的人，數值的範圍有很大的個人差異。不過數值愈大，狀態愈是惡化。

此外，腫瘤標記會上上下下改變，感覺很像是股價上上下下。若採用了氫氣免疫治療，有很多病例的腫瘤標記都會下降，但不是一口氣下降，數值會小幅度地一下上升一下下降，其特徵就是數值會持續逐漸下降。

同時，腫瘤標記的數值若大幅度上揚，有兩件事需要考慮。一是癌腫瘤變大，另一個是癌細胞受到破壞，只是暫時性上升的情況。此次要介紹的病例，全都是因癌細胞被破壞而導致數值產生上下的變動。

癌的判斷基準

腫瘤大小以及如何變化的判斷基準是一般常用的「RECIST」與「WHO」（世界衛生組織）所制定的兩者。兩者都是判定，若癌腫瘤縮小三〇％以上就是有效。不過RECIST是透過計算、比較最長軸來做測量，而WHO是比較長軸與短軸的乘積（＝面積）來進行測量。因此表示縮小比例的百分比數值會不一樣，但WHO的測量基準可說是較為正確的測定。

癌的好轉與部分好轉

好轉是指病狀暫時性或持續性有減輕的狀態，又或是表面上消滅的狀態。好轉有分完全好轉（CR）與部分好轉（PR）。前者是指腫瘤消失的狀態持續一個月以上，而後者則是指腫瘤縮小三〇％以上持續超過一個月。

關於氫氣免疫療法，很多人都是出現了部分的好轉，但其中也有人開始出現接近完全好轉的。即便是對這些出現好轉、部分好轉的患者，我們也不會立刻停止治療。即便癌細胞看起來是消失了，第四期患者也有很高的可能性會復發。因此即便是癌細胞看起來消失的人，我們也希望他們可以持續治療。

關於用在治療上的氫氣吸入器

現在，醫院中所使用的是如左圖的氫氣吸入器。雖出現有各式各樣的氫氣吸入器，但使用在氫氣免疫療法中的則是這台吸入器。有時患者要在自家使用時，可以向我們醫院借用。

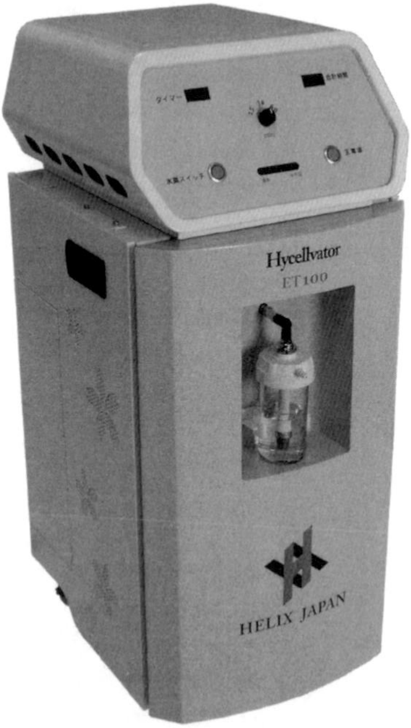

商品名稱：氫美養生機ET100

氫氣治療實例介紹

案例❶ 卵巢癌（第四期）／K・H 三十三歲・女性
二〇一八年五月～二〇一九年六月 一年一個月仍健在
治療法：溫熱療法＋低用量抗癌藥＋氫氣＋保疾伏

這位病患是經友人介紹而來到我們醫院。現在是從遠方前來定期回診。她來到醫院的時候，卵巢癌的腫瘤已經非常大，骨盆內有一〇公分以上的腫瘤。其中一半是水，但在觸診時得知那裡有腫瘤。最初來醫院時，光是站起、走路都很困難，但約半年左右，腫瘤就從一一二・九三×一〇七・〇七釐米，明顯縮小到三十七・六六×三十九・二七釐米，縮小率依RECIST的判斷基準是六十五・二％（參照第二頁）。這位患者遠道而來，所以我們讓她住院一陣子以進行治療。住院時，我們讓她一天最少吸三小時的氫氣。腫瘤標記、CA125

等數值，從二〇一八年五月的一六〇〇，於一個月後的六月，降至六〇〇左右。

之後仍持續下降，現在則是降至二五二。可是正常值是三十五．〇以下，所以這數值還不能令人安心，必須持續治療。我所治療的癌症患者有九成的人腫瘤都縮小，腫瘤標記也降低了，但誠如我不斷重複說明過的，要維持下去很困難。能維持這狀況的，減少到五成左右。因此必須持續治療。她的外觀看起來非常有精神，看不出是個癌症患者。但是因為還沒完全康復，所以要遠道前來醫院定期回診治療。現在她持續進行的治療方式是，住院一星期治療，然後回家兩星期。她在自家也購入了氫氣吸入器，一天會吸超過三小時。

案例❷ 肺癌（第四期）／H．S　六十二歲．女性
二〇一四年六月～二〇一九年六月　五年仍健在
治療法：溫熱療法＋低用量抗癌藥＋氫氣＋保疾伏

H．S女士前來醫院時，有癌性胸膜炎這種出現在肺臟外的癌症，是擴散到胸膜上的狀態。肺部中積存有大量胸水而住院抽除。我們抽出了約二公升混著血液的胸水，但狀況仍很嚴峻。一旦因肺癌而變成癌性胸膜炎，就只剩下三、四個月可活。若藥物奏效，可以活半年到一年，就算能延長壽命，也頂多只有一年。一開始我們使用的治療法是溫熱療法與低用量抗癌藥（比通常還少量的抗癌藥以維持免疫力，同時穩定住癌細胞），但癌腫瘤縮小、增大的情況不斷重複上演（第三頁左上照片中紅色部分就是癌）。

因此，自二〇一六年二月起，我們加入保疾伏與氫氣。H．S女士租用了氫氣吸入器，在家每天吸氫氣三小時以上。從那時起，癌腫瘤急速縮小了，在第四張照片中則是呈現幾乎消失的狀態。之後她持續來門診接受氫氣免疫治療，現在則是恢復健康、活力十足，當初本來只剩三、四個月可活，她卻延長壽命至五年。

在此，重要的是，這位病患從開始**氫氣免疫治療**到現在，活過了五年，現在仍舊健在。使用標準治療的抗癌藥與放射線治療時，若癌腫瘤會持續縮小一個月，「抗癌藥就是有效的」，但我認為，要能與癌症共生，或是癌症消失的狀態至少要能持續六個月以上，才能真正說是有效。

就這層意義來說，我認為第四期癌症還能延長五年的壽命，意義非常重大。這位病患幾乎接近完全好轉（CR）的狀態，即便如此，現在仍每月一次持續保疾伏的治療。就算癌腫瘤像是消失了，拉長了治療期間的間隔，但持續治療，恢復過程會比較好。這名患者就是典型的例子。癌症就是這麼頑強、不好對付。

案例❸ 乳癌（第四期）／K・M　四十六歲・女性
二〇一七年八月〜二〇一九年六月　一年十個月仍健在
治療法：溫熱療法＋低用量抗癌藥＋氫氣＋保疾伏

這名患這來醫院時，癌症已經轉移到腋下與鎖骨下的淋巴結，無法動手術。之後我們使用了溫熱療法與低用量抗癌藥進行治療，但效果沒有什麼提升，所以中途就加入了保疾伏與氫氣。患者租借了氫氣吸入器，在家一天吸入三小時以上。第四頁上方的兩張照片是拍攝於二〇一七年七月，左上的照片捕捉到了癌症轉移至腋下淋巴結，右上的照片則是轉移到鎖骨上下。兩者都是從下往上拍攝，所以面向的左邊是身體的右邊，右邊則是身體的左側。這位患者的情況是癌症轉移到了左邊腋下與鎖骨周邊。

看一下拍攝於約九個月後的二〇一八年四月的照片可以發現，左腋下的癌症幾乎可說是消失了，而轉移至鎖骨的癌腫瘤也大為縮小。在這個時間點，我們進行了手術，摘除了左乳房的主病灶。主病灶與轉移的病灶會透過各種細胞激素交換情報，在這意義上來說，可以想成是轉移病灶受到了主病灶的控制。若能摘除主病灶以擺脫控制，轉移病灶就更容易縮小。今後將能期待會出現更好的治療效果。

案例❹ 大腸癌（復發）／T．K 七十七歲．女性

二〇一七年三月～二〇一九年六月 兩年三個月仍健在

治療法：溫熱療法＋低用量抗癌藥＋氫氣＋保疾伏

這位患者在做過大腸癌手術後又復發了。雖說是局部復發，但是手術後所剩下的癌腫瘤變大了，還可以看到轉移至胸腔的縱膈腔淋巴結。不用說，其他醫院會使用抗癌藥治療或放射線治療等，進行各種治療，但該院卻對患者說：「已經沒有治療方法了」。

第五頁左上方的照片就是轉移到縱膈腔淋巴結的癌細胞。右上的照片是骨盆內的照片，前次手術過的部分有很大的腫瘤，應是術後局部的復發（子宮內復發的癌浸潤了）。腫瘤標記的CA19－9也不斷上升、增加。

從二〇一八年五月左右起，我們採用了保疾伏與氫氣治療，患者是幾乎每天都來醫院的門診，一天吸氫氣兩小時。因為這樣，癌腫瘤一口氣縮小了。腫瘤標記也是，平常是在三十五以下，但在二〇一七年三月的時間點則是接近八十，數值頗高。當初我們使用了溫熱療法以及低用量的抗癌藥，但都不怎麼有效。

因此我們向本人建議：「要不要試試使用保疾伏跟氫氣？」結果她說：「請試試看。」

於是我們就採用進治療中。即便腫瘤標記有變化，若數值出現急速地降低，就能看到腫瘤有縮小。腫瘤標記CA19-9在開始使用保疾伏與氫氣之前的五月十一日，最高上升到二三五・六，六月一日是二二六・五，但隔月的七月十三日則迅速下降至四十八・七。現在是正常的二十二・四（正常值是三十七・〇以下）。現在患者是每週來醫院一次做治療，同時持續著高中老師的工作，健康過生活。

案例❺ 尿管癌（第四期）／K・K 六十九歲・男性
二〇一六年十月～二〇一九年六月 兩年八個月仍健在
治療法：溫熱療法＋低用量抗癌藥＋氫氣＋保疾伏

這位患者是尿管癌轉移到肺臟，經確認，在肺臟有頗大的癌腫瘤。幾乎和其他所有人一樣，這位患者也是最初從門診開始治療，現在則仍持續在門診接受治療。今後也會持續治療下去，預測腫瘤應該還會變小。

患者一開始的癌腫瘤是八十一・九四×五〇・一八釐米的大小，但開始採用氫氣治療後的十二個月，就縮小成四十一・九〇×五十三・七六釐米的大小（參照第六頁）。他是租用氫氣吸入器，在家每天吸三小時以上的氫氣。現在則是換成了與保疾伏幾乎有同樣作用機轉的吉舒達（keytruda），這是一種免疫檢查點抑制劑（尿管癌中，吉舒達適用健保），繼續治療。

RECIST的判定基準是三十四・四%，WHO的判定基準則是縮小四十五・二%。兩方都因縮小了三〇%以上而認定治療有效，所以是出現了好結果。

雖然一度出現腫瘤標記降低、腫瘤縮小的效果，但有不少人之後腫瘤會再增生。可是，在這樣的狀況下能維持治療效果，就是有確實誘導免疫監視機構作動的證據。現在患者雖仍維持著治療效果，但今後仍會持續治療，可說是能期待癌腫瘤會更加縮小的病例。

案例❻ 乳癌（復發）／T・M 五十三歲・女性
二〇一五年七月〜二〇一九年六月 三年十一個月仍健在
治療法：溫熱療法＋低用量抗癌藥＋氫氣

這位患者是在別家醫院動過手術後復發，之後才來到我們醫院。她的狀態是，鎖骨上部有堅硬的腫塊，皮膚呈紅色，有疼痛感。

第七頁照片的左邊是轉移到縱隔腔淋巴結，大量位在中心部的就是癌細胞。照片右上是轉移到鎖骨淋巴結。這位患者的情況是有著金錢上等各種問題，所以她說：「不想使用保疾伏」，只以溫熱療法、低用量抗癌藥與氫氣進行治療。她是租用氫氣吸入器，在家一天吸三小時以上的氫氣。

保疾伏適用於健保的疾病有：惡性黑色素瘤、非小細胞肺癌、惡性胸膜間皮瘤、腎臟細胞癌、霍奇金氏淋巴瘤、頭頸部癌症、胃癌。因此，除此之外的疾病都是自費治療。這麼一來，治療費就會變得很貴，所以我們會配合患者的情況，決定是不是要採用保疾伏。

即便如此，不論哪張照片都是自開始治療兩年六個月後，癌腫瘤開始漸漸縮小了。將這一病例與其他並用保疾伏的病例相比較，可以發現，並用氫氣較能更早出現效果。這位患者的狀態幾乎是完全好轉了。一旦狀態像這樣接近康復，患者不禁會湧起一個疑問：「要持續治療到什麼時候？」

對於這個疑問，我們目前還沒有確切的答案，但至少進行氫氣免疫療法間隔要延長並持續三個月、半年，比較能維持治療結果。

流感也是每年要接種疫苗，才能強化針對流感的免疫力，與這一樣，不、甚至是更甚於此，癌症是更勝流感的強敵，而且變化多端。因此我們應該要一直維持針對癌症的免疫強化。因為這個原因，我們預定，今後仍會持續進行治療。

案例❼ 前列腺癌（復發）／S・T　七十九歲・男性
二〇一八年三月～二〇一九年六月
一年三個月仍健在（在當院開始治療的期間）
治療法：溫熱療法＋氫氣

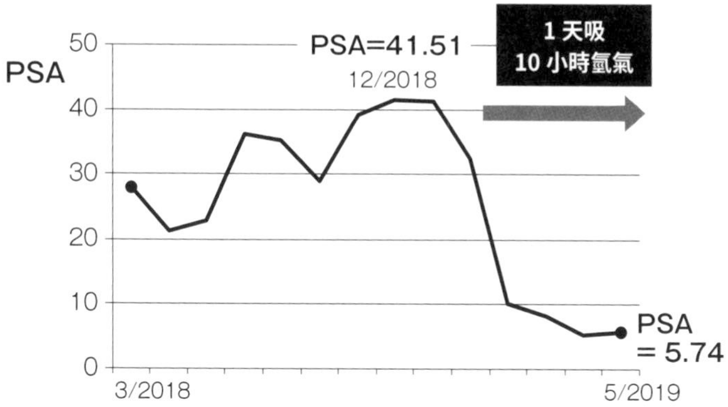

1 天吸 10 小時氫氣，腫瘤標記正常化

腫瘤標記（PSA）的數值介於 30 ～ 40 之間，但開始 1 天吸氫氣 10 小時後的 5 個月，數值就降到了 5.74，幾乎正常化了（PSA 的正常值是 5.0 以下）。

這位患者是前列腺癌，基於本人的期望，只以溫熱療法與氫氣持續進行治療，但腫瘤標記一直在三〇～四〇間，難以降低。這時，他吸氫氣的時間是一天三～五小時。

但是，他自己決定要在家中買台氫氣產生器，所以從二〇一八年十二月起，每天會吸氫氣十小時以上。這位患者說：「我把生命賭在氫氣上！」自己也針對氫氣做了各式研究。他說：「我每天都會吸十小時。」但就算是我也無法對患者說：「請每天吸十小時」。若是這樣的治療法，或許反而會增加壓力。

然而，若是在睡眠的六小時、早上兩小時、下午兩小時吸，或許就能實際做到吸十小時。

結果，本是四十一．五一的腫瘤標記（PSA）數值，三個月後降至了八．〇八，現在的PSA為五．七四，幾乎正常化了（PSA的正常值為五．〇以下）。前列腺癌的情況是，一旦做了手術或放射線治療，就會喪失男性機能或是出現殘尿症，使用氫氣與保疾伏的簡易型氫氣免疫治療就能恢復這症狀，對許多患者來說都是一件好消息。

看到這個結果後，我自己非常驚訝，同時更感受到氫氣的可能性。

現在，針對那些對西洋醫療抱有疑問，只用溫熱療法的另一些前列腺癌症患者，我們會借出氫氣吸入器，讓這些人也一樣一天吸十小時。我們期待會出現相同的結果。

這麼一來，或許就能不使用放射線跟抗癌藥，而是用氫氣與溫熱療法這類極不具侵入性的治療法，拓展治癒初期前列腺癌症患者的可能性。

案例❽ 胰臟癌（第四期）／M．M　八十一歲．女性
二〇一八年十月～二〇一九年六月
八個月仍健在（在當院開始治療的期間）
治療法：溫熱療法＋低用量抗癌藥＋氫氣＋保疾伏

我們針對這位患者的進行癌——胰臟癌，使用氫氣免疫療法，結果，在第八頁照片上的癌腫瘤，於三個月內縮小了五十二．四％。

這位患者的情況是自己購入了氫氣吸入器，在家每天至少吸三小時以上。

不過才剛開始治療八個月，而且還是高齡人士，所以不能掉以輕心，但即便是一般認為預後較不樂觀的胰臟癌，也像這樣，腫瘤明顯縮小了，也幾乎沒有出現治療的副作用，保住了生活品質（Quality of Life），同時延長了壽命，希望大家注意到這點。偶爾她會因吃不下東西而住院，但住了一個星期後，就能恢復活力，也幾乎能完全吃下食物而出院了。

我強烈地感受到，就連像這病例一樣，被視為難以治療的第四期胰臟癌患者們，只要使用這個氫氣免疫治療，就能在幾乎沒有副作用的狀態下，有可能延長一年、兩年、三年的壽命。

第 7 章

用氫氣延長十年健康壽命

為了健康活到平均壽命

平均壽命是指壽命的長短，健康壽命則是指可以毫無阻礙度過日常生活的時間長短。平均壽命與健康壽命之間約有十年的差距。這十年間幾乎所有人都臥床不起或是多少需要看護的狀態。主要原因可以舉出的有：老人肺炎、失智症、腦梗塞、癌症等。這些疾病，也都多少與免疫異常有關。

像這樣，疾病最終是與免疫狀態大有關連，所以**只要從日常起過著提升免疫力的生活**，預測應該**就能健康地活到平均壽命**。

高齡人士一旦罹患這些疾病，飲食上就會變得難以下嚥，而且運動機能也會低落。一旦覺得運動很麻煩，待在家的時間增多了，就會變成廢用症候群（＊）的狀態，肌肉會衰退，不少案例最終就會變成臥床不起。也有很多高齡人士的情況是自骨折後就臥床不起了，所以希望大家留意這點。

更進一步來說，首要的就是，不要罹患成為臥床不起起因的老人肺炎、失智症、腦梗塞、癌症等。

我們預測，今後因吸氫氣而提高免疫力、延長平均壽命至十年以上而活到一百歲的人應該會增加。若健康的高齡人士增加了，國家的醫療費用就會減少。氫氣對提高高齡人士的生活品質也有很好的影響。

＊廢用症候群：在不知不覺中，運動能力衰退，無法隨心所欲行動，也會引起其他身體不適的疾病。

失智症也能用氫來預防

失智症是因大腦機能低下所引起的疾病。根據日本厚生勞動省預測，失智症的人數今後應該會增加，到了二〇二五年，推測患者人數約會有七三〇萬人。這是高齡者中五人就有一人的比例，所以周遭親人也有很大可能會罹患失智症。

不過，雖一言以蔽之是失智症，但還分有幾種類型。代表性的有阿茲海默症型、路易氏體失智症型，以及血管性失智症。阿茲海默症型與路易氏體型是腦內沉積了特殊的蛋白質，破壞神經細胞而發病。血管性則是腦血管堵塞、破損而破壞了腦細胞的疾病。

所有類型的情況都是因為腦細胞被破壞而造成大腦機能低下、留不住記憶，或是無法控制情緒。會出現到處走、妄想、口出惡言等症狀，對負責照護的家人來說，這疾病不僅會造成肉體上、金錢上的負擔，也會帶來極大的精神負擔。

至現在還沒有發現能有效、完全治癒失智症的治療法，現狀是只能照看著發展的情況。在這之中，我們在使用氫氣的實驗裡，獲得了可能有助預防、改善MCI（輕度知能障礙者。還不是失智症，但腦機能持續變異，是失智症的預備軍）的提示資料。

這個測驗的受測者是二〇名男女，年齡為六〇～七〇歲，在失智症診斷測驗中，認知機能完全沒有問題。他們一天吸五次氫氣，過了兩週後，他們的大腦控管功能提昇了，在血液檢查中，與MCI風險相關的三種蛋白質也起了變化，結果可以看出有抑制大腦發炎的作用。

我們期待，氫氣在治療、預防失智症的範圍中，能有效降低失智症的預備軍和緩和、改善失智症。

預防大腦內的氧化，就能預防阿茲海默症

失智症中，被稱為阿茲海默型的，就是阿茲海默症。一旦罹患這個疾病，大腦的神經細胞就會減少，以職司記憶的「海馬迴」為中心，大腦全體會萎縮，並出現一種症狀——大腦神經細胞上出現線頭狀的「神經纖維糾結」。

原因出在大腦內被稱為乙型類澱粉蛋白的蛋白質沉積，因為乙型類澱粉蛋白累積在大腦全體中，導致神經細胞變化、脫落，降低大腦功能，讓大腦萎縮。

可是在最近的研究中出現一種看法是，乙型類澱粉蛋白不是沉積在大腦內，而是與腦內細胞感受器結合才引起發病。乙型類澱粉蛋白與細胞感受器結合後，活性氧會增加，占據腦組織大部分的脂質就會因氧化而劣化。因此，神經細胞會

死滅，就會產生阿茲海默症。也就是說，大腦內的氧化是引起阿茲海默症的主要原因。

用小白鼠所進行的實驗中，若給予牠們大腦氫，顯示出所起到的功用是，抑制同時伴有記憶損害與炎症的記憶障礙。

在活性氧中，氫能只除去壞的活性氧，對預防阿茲海默症有非常大的助益。其他也有論文指出，出現PD−1這個分子的壞T細胞也與失智症有關。活化了免疫之後，T細胞會為了不讓免疫過度反應而釋放出PD−1，自動踩煞車以抑制免疫。癌症治療上所使用的保疾伏，透過與PD−1結合，就能解除免疫抑制；而保疾伏這樣的作用不僅對癌症有效，我們也觀察到，其可能對失智症也有效。

實際上，我們讓高齡人士吸氫氣，並以長谷川式失智症量表（＊）來調查他們的失智症程度時，出現頗漂亮的數值，可以視為症狀有所改善。氫氣的作用是能活化被發現有PD−1、機能低下的T細胞，所以我們認為，也許對此後治療、預防失智症，也會有絕佳的影響。

＊註：長谷川式失智症量表，由日本失智症專家長谷川和夫所制定，是一項經常用來檢測失智症的方法。

氫是治療巴金森氏症的「希望之星」

巴金森氏症是被稱為「路易氏體」的纖維糾結化蛋白質蓄積在神經而引發的疾病。這個疾病出現異常之處，就是從「路易氏體」產生活性氧，阻礙了神經細胞而成為疾病的原因。

巴金森氏症很多都是在五〇～六〇歲左右發病，男性又多於女性，最多的共同症狀是「顫抖」、「僵硬（肌肉強烈緊繃，關節變硬）」、「動作緩慢或減少（動作變慢）」、「平衡失調（容易跌倒）」。

有個罹患巴金森氏症的患者，手抖個不停而無法揮拍打球，連最喜歡的高爾夫球也放下了八年沒打。但是他持續每天吸一小時氫氣，有時則是早晚各吸一小時共兩小時，約一年後，症狀就改善了，也能去打高爾夫球了。現在他每個星期六與星期日都一定會去打高爾夫球，並且樂在其中。從這件事可以得知，氫應該也能修腹腦神經細胞。

若能抑制活性氧，就能對預防、改善巴金森氏症做出大貢獻。

也有助於治療、預防腦中風！

腦內血管破裂了會引起「腦出血」，腦內血管堵塞了會引起「腦梗塞」。這兩者合併就稱做「腦中風」，在日本人中，這是排在心臟疾病、肺炎之後，居第四名死因，非常多人都會因為這個疾病而造成臥床不起。

腦中風是因為血管老化所導致。血管硬化成了動脈硬化的狀況若持續惡化，血管就會變狹窄，這樣一來，血壓會上升，血管就容易破裂，血栓也容易堵住。動脈硬化與壞活性氧有著很深的關係，但只要日常吸入氫氣來除去壞活性氧就能常保血管年輕，預防腦中風。

而且，氫在治療腦梗塞上也發揮了極大的力量。腦內血管一旦堵塞，氧氣就不能乘著血液被搬運至全身，腦內神經細胞很快就會開始壞死。壞死會引起發炎，若因治療而讓血流再度恢復流動，當時的炎症就會成為觸發點（扳機），會產生出大量的壞活性氧。

單是這些量的壞活性氧，就能氧化、傷害細胞，但若與集中在發炎處的巨噬細胞或嗜中性球所生出的一氧化氮結合，就會產生出氧化力更強的過氧亞硝酸鹽，引起更嚴重的組織障礙。

若罹患腦梗塞，腦細胞會在兩個階段中受傷，導致病況惡化：

①血流因治療再度運行，產生壞活性氧。

②從發炎處產生氧化力更強的過氧亞硝酸鹽。

可是，腦梗塞的患者吸入了氫後，若能抑制治療後發生的壞活性氧，就能避開在兩階段中受到的傷害，減輕腦神經細胞的損害。關於這點，有實驗結果公布，在治療急性腦梗塞患者時，相比只單獨投藥依達拉奉（Edaravone），同時將治療藥依達拉奉與氫一起投入點滴給患者，會出現較好的治療效果。

氫分子非常小，就算不仰賴血液也能進入體內，巡行全身細胞。就算是在血流受阻的狀態下也能抵達患部，期許能有優於許多藥物的效果。

強力支援預防、治療心肌梗塞！

心肌梗塞是因心臟肌肉內運送血流的血管老化所引發。一旦血管老化引起動脈硬化，血管就會變窄，血流會停滯。因此，心臟的肌肉會壞死，出現心肌梗塞的疾病。

與腦中風一樣，心臟的血管出現動脈硬化的過程也與壞活性氧有很大的關係，而採用氫來預防是非常有效的。

治療心肌梗塞，主要有打造新血管的「心臟繞道手術」，以及在血管內裝入導管，使用氣球或支架（金屬絲網）擴張內徑的「心臟導管插入術」兩者。近年來，因為後者的負擔較少，所以患者多選用後者的方法。不過，這個治療法有個缺點，就是接受治療的患者中有三成會出現再狹窄（血管再度變窄）。

之所以會出現再狹窄，是因為插入了氣球或支架等異物，血管內膜產生了炎症。在那裡，發生了血管內膜肥厚、形成血栓等，所以血管內徑會再度變窄。

像這樣，炎症的擴大與壞活性氧大有關係。因為插入異物，作為免疫反應，血管內膜中會生成壞活性氧，發生炎症。若生成的壞活性氧過多，就會引發不必要的發炎，再度變得狹窄。

可是在使用小白鼠的實驗中可以得知，藉由給予氫，就能抑制發炎反應所產生的再度變窄。今後，藉由實驗的進行可迎來「首先用氫來進行心肌梗塞治療」的時代，或許這將是不遠的未來。

也能有效緩和肌肉疼痛、關節痛

肩頸僵硬、腰痛等的肌肉痛，以及肩膀、膝蓋、腳踝等關節痛，橫跨多個世代，在很多人身上都會發生。在骨科領域的鎮痛治療上，也用到了氫。現在，在疼痛科與骨科中所使用的消炎鎮痛劑與類固醇都和氫一樣，是以化學反應來抑制發炎的藥。

不過，使用氫的時候不會有副作用，給予量也沒有限制，還不限部位使用，就這一點想來，就比消炎鎮痛劑更好。

那麼，氫之所以能抑制疼痛是基於什麼樣的機制呢？首先，我們會感覺到疼痛，是因為在體內發生了如下的過程：

感受到疼痛的體內過程

①因某種刺激，使得多數的細胞激素（細胞所釋出，在特定細胞上作用的

蛋白質總稱）出現連鎖反應。

②因酶而釋放出炎症性物質，引起發炎。

③知覺神經感知到炎症，因而感受到疼痛。

多數消炎鎮痛劑與類固醇，都是藉由抑制②中傳達炎症訊息的酶COX（環氧合酶），不放出細胞激素的反應傳達給炎症性物質。就像這樣，因為是勉強消除發炎，在停藥的過程中，炎症就會惡化，疼痛會增加。

可是若使用氫，能在②更早之前的階段就抑制屬於NF－κB刺激因子之一的活性氧，有鎮痛的作用。此外，在治療疼痛時還會使用肌肉注射或關節注射的方式投予氫。在患部上用藥後，發生活性氧的部位會出現鈍痛，但過一會兒後會變成有溫溫的感覺，並急遽減輕疼痛。

與消炎鎮痛劑、類固醇相比，即便抑制炎症的效果一樣，但氫沒有副作用，給予量沒有限制，也能不限部位使用。之後除了適合一般人肌肉痛或關節痛使用，在照護運動員肌肉與關節上，氫應該也能發揮有益的作用。

氫氣與 Sirtuin 基因（長壽基因）作用途徑相同

Sirtuin 基因（SIRT1）是能延緩老化，有長壽作用的長壽基因之一。其作用是會保護位在細胞核染色體末端部分的「端粒」，強化細胞。「端粒」在細胞每次分裂時都會一點一滴減少，若短到某個程度，該細胞就無法再繼續進行分裂，就有可能變異成癌細胞等，所以會自行選擇死亡。備受這樣管理、調整的細胞自殺，又被稱為細胞程序性死亡（細胞凋亡）。

如今，若是活化 Sirtuin 基因，就能保護端粒、強化細胞、延緩老化的速度。此外，還有其他作用如：能除去活性氧、抑制癌症的發生，改善肥胖症候群、糖尿病等。

這個 Sirtuin 基因若健康，PGC－1α（抑制基因轉錄的物質）也會活性化，有提升粒線體生成與功能的作用。亦即，經由 Sirtuin 基因，粒線體會如下所述般活性化：

①Sirtuin 基因會因運動或空腹而活性化
②提高 PGC－1α 的作用
③生成粒線體，提升機能

在同於此的路徑下，氫也能活化粒線體。使用氫時的路徑，是會直接對 PGC－1α 起作用而使之活性化，因此來提高粒線體機能。

①氫活化 PGC－1α
②生成粒線體，提升機能

Sirtuin 基因與氫都使用相同路徑來活化 PGC－1α，讓粒線體有活力，但氫氣少了一個步驟，可以更直接提升粒線體機能。

也就是說，氫與 Sirtuin 基因是透過相同的作動，活化粒線體。現在我們雖還處在只是知道這種路徑的階段，但在接下來的不斷研究中，或許就能活用這個路徑，找出氫氣的利用方法。

男性從四十二歲起粒線體所擁有的總機能開始低下

基本上，在四十到五十多歲左右，粒線體的作用會降低。一逼近這歲數，應該很多人的身體機能就會開始降低，會變得不太有體力、難瘦、煩惱著身體不適。

其中可以考慮到各種因素，雖也有各別的差異，但一到了這歲數，此前所使用的能量製造路徑就會改變。

年輕時為了產生能量，會使用利用葡萄糖的「糖解系統」。依此可以在瞬間產生出大量的能量。所以就算熬夜，隔天也一樣很有精神，稍微吃得多了些，體重、體型也不會改變，年輕時經常能看到這類情況。

但是到了中高年後，就變成是使用氧氣來產生能量的「粒線體系統」路徑。這麼一來，若仍過著與此前相同的飲食生活、生活習慣，就會出現不舒服。一到了這個年齡，就會聽到很多人說：「覺得無法消除疲勞」、「變得好難瘦下來」、

「身體的感覺和以前很不一樣」。這樣的感覺或許就是一種信號，暗示著在體內所出現的能量路徑變化與一直以來的生活習慣有所不合。

年輕時使用的「糖解系統」能量生產路徑，是擅於爆發出如短跑者般的瞬間爆發力，但隨著年齡一起改變成「粒線體系統」的路徑時，就會變成如長跑者般能發揮持久力。而且粒線體系統的路徑比起糖解系統能高出十六倍效率、生產出穩定的能量。

中高年以後，要活化粒線體系統的路徑，建議在平常可以進行健走、游泳、慢跑、騎自行車、瑜伽等有氧運動。與此同時，用心去做第5章告訴大家的飲食、生活習慣，也大有幫助。

在日本，被稱為「厄年」的年齡就是身體機能出現變化的時期。自四十二歲大厄關口之後，身體會隨著老化而出現變化。大家要不要趁這時期的四十到五十多歲之間修正一下生活習慣呢？透過一點一滴改變飲食、運動、生活週期，若能順利活用粒線體系統的能量路徑，既能預防因內臟脂肪肥胖所引致的高脂血、高血糖、高血壓等代謝症候群，到了七、八十歲也能保持健康，過著不用人照顧、屬於自己的人生。

消除多餘脂肪，維持苗條體型

活化粒線體能帶給四十到五十多歲之後健康極大的好影響。前面已說過，這也有助於預防、改善代謝症候群，但其實氫的作用有消除多餘脂肪、促進維持健康、苗條的體型。這時候，整頓腸內環境就成了關鍵。腸道細菌中，有使人趨向肥胖的「厚壁菌門」細菌類，以及促使人減肥的「擬桿菌門」細菌類。增加後者，就能健康地預防肥胖。

促使人發胖的細菌類「厚壁菌門」的作用會促進食物分解以及消化球種，並貯存熱量。由於會產生出甲烷、抑制腸道蠕動運動，所以也與臭屁、便祕有關。

另一方面，促進減肥的細菌類「擬桿菌門」，則會生成短鍊脂肪酸。這種物質有促進脂肪燃燒、減少貯存的效果，所以若腸道內的擬桿菌門增加了，就能打造出易瘦體質。

此外，擬桿菌門還有個作用是在體內生產出氫。體內產生出的氫同於從體外吸入的，能預防身體內產生的活性氧之害，抑制身體氧化。同時，擬桿菌門可將食物纖維當成養分增生，所以多吃牛蒡、蘿蔔乾、蘆筍、大豆等就能增加。

而且擬桿菌門喜歡ＯＰＲ低的環境。ＯＰＲ（氧化還原電位）是顯示當下狀態是傾向氧化還是還原（抑制物質氧化，回到本來狀態的力量）的數值。透過吸入氫氣，可以發現腸內的ＯＰＲ會下降，所以藉由增加擬桿菌門，就能將身體改變成易瘦體質。

減少所有疾病的根源——壓力

應該很多人都知道壓力會給健康帶來不良影響。

許多罹癌的患者，在發病前幾年都有碰過感受到極大壓力的事件。根據美國疾病預防管制中心（CDC）的報告顯示，各種疾病中的九〇%都與壓力相關。一般說到壓力，給人的印象都是從工作、家庭、朋友等人際關係所產生的精神上負擔較為強烈。但是這些只是壓力源（形成壓力的因素）的一部分，我們所感受到的壓力，有如下等壓力源。

壓力源種類（摘錄自日本成人病預防協會網頁）

・**物理性壓力源：**冷熱的變化、噪音、乾燥、溼氣等。
・**社會性壓力源：**工作或經濟狀況的變化、人際關係等。
・**心理性、情緒性壓力源：**緊張、不安、煩惱、焦急、寂寞、生氣、憤恨等。
・**生理性、身體上壓力源：**疲勞、失眠、健康損害、感染等。

一旦接觸這些壓力源，人的身心機能就會產生變化。這就會成為壓力，但本來壓力的另一面是為了對抗壓力源所產生，是為了生存下去所必要的。可是若感受慢性的壓力，就會開始對身體出現各式各樣不好的影響。例如偏頭痛、胃炎、胃潰瘍、高血壓、心肌梗塞、腦中風、癌症、便祕、拉肚子、過敏、憂鬱症等。現代，要找出跟壓力無關的疾病反而可說比較難。

要預防、改善因壓力而發生的疾病，最好的方法就是除去壓力源。可是若關乎到工作或家庭，有很多情況都是難以排除的。

我也建議可以擁有一項興趣，以消解每天都會感受到的壓力，但現實情況是，有很多人都會說：「我沒什麼興趣」。對現代人來說，或許逃離壓力是頗為困難的。

壓力一旦產生，我們的身體就會從副腎皮質分泌出「抗壓力荷爾蒙」，以緩和其影響。這時候也會生成壞活性氧，因此，若慢性壓力的狀態持續下去，體內將會大量生成壞活性氧。

在很多情況下，這些壞活性氧會引起胃潰瘍、胃炎、心肌梗塞、腦中風、癌症等疾病。

氫有助於切斷這樣的惡性循環。透過吸入氫氣以抑制壞活性氧、減輕細胞氧化，就能預防、改善以壓力為發端的各種疾病。此外，若吸入氫氣三〇分鐘以上，就會出現θ波，成為接近冥想的狀態。冥想是解消壓力最合適的精神狀態，所以一天吸一次氫氣以謀求精神上的安寧是很重要的。沒有時間或興趣可以抒發壓力的人，建議可以吸氫氣以減輕壓力。

第 8 章

客製化治療的時代來臨

綜合醫療的進化系是「最適醫療」

此前在許多醫院中進行的醫療，都是著重治療疾病、消除症狀，以「對症療法」為核心的近代西洋醫學為主。但是在最近的醫療業界，漸漸地不再將目標只放在治療疾病上，而是採取了另一種想法，亦即也有必要採行傳統醫學或替代醫療，這些都是以診療患者身心全體的「原因療法」為核心。

「綜合醫療」這個醫療，是綜合對症療法與原因療法兩者，活用各自最大的特性，提供每位患者最合適的**「客製化治療」**。「氫氣免疫療法」複合式地採用了各式各樣的免疫治療，可說是「客製化治療」的一種。

不過，此前的綜合醫療有個弱點，就是沒有明顯的臨床結果等證據（科學的根據）。因此就算是「有效」，但如何對人體有效卻不明確。

若用免疫學的觀點來切入，綜合醫療中被稱為補充替代療法的有很多，像是瑜伽、芳香、針灸、順勢療法、精神・心理療法、飲食療法等，但根據推測，這些應該都是透過免疫力來發揮效果。基於這樣的想法，我們日夜持續研究，製作各式免疫參數，並將這些用在確立綜合醫療的證據上。

這樣的進化系醫療，就是之後醫療的目標——「精準醫學」，換言之，可以想成是「最適合醫療」、「個別化醫療」。我們所進行的「氫氣免疫療法」是組合各種免疫療法，包括溫熱療法、低用量抗癌藥、氫氣、保疾伏等，提供給每位患者效果最高的治療。

尤其是溫熱療法＋低用量抗癌藥是組合來自高熱的溫熱療法，所以能將抗癌藥的量，減至標準量的三分之一～四分之一，給予免疫活力、破壞大量癌細胞，也就是達到所謂 immunogenic cell death（免疫原性細胞死亡）的狀態。

我們自二〇一六年起，持續收集到的病例結果得知，透過利用氫氣，能大幅提升其他免疫療法的效果。氫氣免疫療法雖然還未開始收集證據，但已收集了顯示其效果的四百名以上病例，對此我們能實際感受到，這個治療法的確是有效果的。

瑜伽、芳香療法、針灸、順勢療法、精神・心理療法等補充替代療法還沒有被正式採用到我的治療法中，但今後，我會想要收集起這些療法的免疫證據，因應患者採取這些療法。

包含這些療法在內，能以客製化，像是「這個患者採用這種治療法比較好」這樣的方式來設計治療法，可說是通往精準醫學最快的捷徑。這才是今後我們應視之為目標的進化系醫療、在真正意義上最適合．個別化的醫療。

二〇一八年，美國發布了一則消息是，只用免疫療法就讓末期癌症患者生還。這個治療法是使用在乳癌患者本身癌細胞上所發現的癌胚抗原（有著癌症的印記），來進行認識、殺死這個癌胚抗原的「免疫細胞治療」，並使用排除免疫抑制的「保疾伏」。也就是說，是只進行認識、殺傷患者本身癌胚抗原的免疫療法就能獲得治癒的劃時代病例。關於這個病例的論文發表在國際學術期刊《自然醫學》（*Nature Medicine*）上。

癌胚抗原是在該人癌細胞中特別會發現到的一種特殊蛋白質。我們的身體會把這蛋白質判定成是「異物」，免疫系統會發出指令攻擊癌細胞。

在美國成為新聞的事例，雖說是免疫療法，但是針對患者特有的癌胚抗原，為了殺死癌細胞而打造對患者來說是最有效的淋巴球，然後將其誘導到發現癌胚抗原的癌細胞處進行治療。與此一併投藥保疾伏，治療就成功了。正因為如此，對患者來說，才可說是最好的精準醫學。

日本的醫療在各種意義上都有著分歧點。若只用一直以來唯一的西洋醫療，就算能暫時抑制高血壓、糖尿病、高脂血症等代謝症候群，也很難進行根本上的治療。尤其被稱為日本國民病之首的癌症，即便醫療進步了，仍有不斷上升、增加的趨勢。

其中，關於進行癌的治療，就純粹使用西洋醫學這點來說，已是舉雙手投降的狀態。因此正是綜合醫療登場的時機，但現在綜合醫療本身也恰巧處於過渡期。綜合醫療受到質疑的部分，依舊是多年的未解決事件——確立證據。若要說得不要讓人誤解，就是綜合醫療是有時活化免疫、有時調整，透過讓免疫適當的運作，以治癒患者的治療。

所謂的免疫就是提高人本有的自癒力

免疫力有兩個作用。一個是識別對身體而言為異物的作用。每天都會有各種各樣的異物侵入人體。只要呼吸，空氣中就會混雜著病原體或有毒粉塵，吃的食物中也會混有細菌或病毒。此外，體內也會有癌細胞等本來是自己的細胞卻成了有害的存在。若不識別、排除這些異物，細菌、病毒、癌細胞就會增生，我們的身體立刻就會被疾病給侵蝕。

還有一個作用是攻擊、排除有害的異物。若在體內發現異物，免疫力不會立刻開始攻擊、迅速排除。不過要是把什麼都誤認成為是攻擊對象也是令人困擾的。免疫若錯誤運作，變成過度的狀態，在一般不會起反應的狀況下，也會出現免疫反應，引發像是風濕病、膠原病、花粉症等過敏。

例如花粉症的情況，花粉本來不是對人體有害的東西，所以沒有花粉症的人就算是有花粉進入體內，也不會出現過敏反應。可是有花粉症的人，只要花粉進入眼睛、鼻子，免疫系統就會將之視為「異物」，製造出IgE（免疫球蛋白E）這種抗體。IgE抗體在每次接觸花粉時都會被製造出來，會一點一滴蓄積在鼻子等的黏膜上，一旦量達到一定程度，就會出現打噴嚏、流鼻水、鼻塞等症狀，想要排除本來對身體無害的花粉。

這是我個人的意見。但身體內的能量感測器，它同時也是從維持糖、脂質代謝恆常性作用的AMPK（AMP活性化的蛋白激酶）到Sirtuin基因（長壽基因）、PGC1－α，還有粒線體的訊號傳遞路線中備有調節正負兩方向的機能。因此，像這樣的免疫失誤（免疫反應過度），可能也與粒線體有很深的關連性。而且氫氣透過粒線體也可能調節因失誤而產生的免疫反應過度狀態。

氫氣不只能用在因免疫機能不全所引起的感染症、癌症、失智症，也能應用在花粉症、潰瘍性大腸炎、克隆氏症等免疫過度狀態下的疾病。因此只要每天吸氫氣，就算上了年紀，也能維持正常免疫力，健康長壽將不再只是夢想。

若能開展氫氣免疫治療，手術也能簡略化

治療癌症之際，到目前為止都認為：「最好盡可能使用手術的方式摘除腫瘤」。由於不能留下淋巴結，所以要全部摘除。而針對進行癌不完全摘取乾淨的情況，主流考量則是用抗癌劑來抑制。可是現在我感覺風向似乎稍微有所改變了。

以前會進行盡可能大範圍切除腫瘤的擴大手術，但在胃癌的大範圍手術報告中，將有做大範圍手術與沒做的比較起來，結果是一樣的。這成了一個契機，比起進行大範圍的手術，只要有可能就進行縮小手術成為潮流。

此前的癌症手術都認為，摘取有癌症的器官與其周圍的淋巴結很重要，所以會說「如何能在大範圍中切除淋巴結會關係到預後情況」。尤其是胃癌的手術，有條金科玉律是「只要能更大範圍地切除淋巴結，預後就好」，但在日本，並沒有進行與之相關的RCT（隨機對照試驗，是證據性最高的檢驗方法），唯一在荷蘭有進行的RCT則不認可淋巴結廓清（針對惡性腫瘤淋巴結轉移所做出

的切除淋巴結外科治療法）與預後之間有顯著的關係。

這個荷蘭的ＲＣＴ有諸多問題點，像是與日本的手術技術差、體格差等，若是一併考慮到在胃癌實行擴大廓清有無出現顯著差別的ＲＣＴ結果，就會覺得，即便沒那麼拚命摘取淋巴結也無所謂。即便只摘取部分程度、殘留些許下來，之後免疫就會跟上，治療成功率會比較高。

尤其是與免疫有關的淋巴結，人們也開始說是「盡可能留下來，手術後的免疫活性會比較好」。本來淋巴結的任務是從全身組織聚集而來的淋巴液流經淋巴管的途中，檢查是否有細菌、病毒、癌細胞等，並作為發動免疫機能的據點。

這裡可以說是狹小且擠滿了癌細胞與免疫細胞的器官。換言之，是全身中免疫最為活性化的地方。若能在手術前後吸入氫氣，活化免疫力，即便是留下了淋巴結，反而或許癌症復發會減少，能活得更久。

此外，手術是摘取掉部分器官的治療法，所以會產生相應的機能障礙。若進行胃摘除手術，許多人的食量都會減少。此外因為傾食症候群（食物一下子就從胃流到小腸所引起的全身症狀），有很多人會為心悸、暈眩、倦怠感所苦惱。情況雖會依切除量不同，但若切除了肺，肺功能會降低，連運動功能都會低落。即便是切除大腸，若切除量多，也容易出現頻便或腹瀉狀糞便。在直腸癌的情況下，若癌症的病灶是靠近肛門，就不得不做人工肛門了。就像這樣，對切除器官的許多人來說，術後的生活品質絕不能說是好的。

話雖這麼說，外科手術是癌症治療的標準治療之一，也是很早就開始採用的方法，要直接除去癌組織，可說是可信度很高的治療法。除了以前就在進行的開腹手術，最近採用對患者來說負擔較為減輕的內視鏡手術例子也增加了。

不過因為不同的手術方式，有可能會暫時停止血流，當血流重新流動時，會產生大量的活性氧。關於開腹手術，有一個見解是，平時處在低氧狀態下的器官因為接觸到空氣中的氧，所以增加了活性氧，對身體造成了極大的氧化壓力。

活性氧有分好活性氧和壞活性氧兩者。其中，若只有好活性氧，對身體是無害的，但因為同時也會產生壞活性氧，所以會促進身體氧化、降低免疫力。因此，只要攝取到氫，其特徵就是會有保留下好活性氧、只除去壞活性氧的效用。此外，還能活化因疼痛或住院生活壓力而疲弊的粒線體，也能賦予提高免疫力的

T細胞活力。

將來，或許在手術前後會並用氬氣，在手術中不觸及淋巴結，以只摘除主要患部的手術為主流。這麼一來，手術也能簡略化，同時透過縮短手術時間，也能減少手術併發症、縮短住院天數。不但可以讓患者擺脫手術後生活品質低落的狀態，最重要的是，患者手術後的生存期間或許能更長。

也能減輕放射線、抗癌藥所帶給身體的傷害

放射線治療是作為標準治療之一而進行的治療法，是以X射線、γ射線、陰極射線等照射癌組織以抑制癌細胞增生或殺死癌細胞。這不像手術一樣切除身體的組織，所以不會因喪失器官而對健康產生負擔，可以說是這種治法的好處。不過，對癌組織的治療效果有偏差，也會出現多種副作用，像是倦怠感、食慾不振、噁心想吐、腹瀉、掉髮等。

其原因有因為放射線傷害到細胞的直接作用，以及因為放射線使得在體內產生活性氧傷害到了細胞的間接作用。可是，放射線治療前後若能吸入氫氣，即便照了放射線後會產生活性氧，也能只除去其中的壞活性氧。因著這個作用，可說能有效減輕放射線治療所產生的副作用。

此外，關於在標準治療中進行的抗癌藥治療，氫也有減輕出現副作用的效用。抗癌藥治療的治療方法是，以藥劑的作用來抑制癌組織的增生，或是令其死滅。近年出現了許多效果很高的藥劑，對治療癌症（尤其是初期癌症）發揮了極大的效果。

即便如此，許多抗癌藥也會對正常細胞起作用，不少患者都因副作用而損害了健康。可以舉出的抗癌藥副作用有：全身的倦怠感、食慾不振、強烈地噁心想吐等。會造成這樣的原因，也是因抗癌藥治療而產生的活性氧，但吸入氫，就能大幅減少這樣的副作用。

同時，在使用有腎毒性的抗癌藥順鉑（Cisplatin）時，氫也能發揮同樣的效果。順鉑是能對多樣癌症都有效的抗癌藥，包括肺癌、胃癌、食道癌、膀胱癌、前列腺癌、卵巢癌、子宮頸癌、惡性淋巴瘤等。不過卻有很強的副作用，其中尤其對腎臟有很強的毒性，需因人而異，只能使用對癌組織有效的量，這可說是它的缺點。

順鉑之所以會帶給腎臟傷害，原因還是出在活性氧。順鉑一旦傷害了腎臟細胞的粒線體，就會產生大量的活性氧，讓腎臟細胞氧化。而且順鉑為除去活性氧，就會降低身體製造抗氧化物質的功用，因此會對腎臟造成非常大的傷害。

同樣的，使用在胃癌與大腸癌的抗癌藥歐力普（Oxaliplatin），也能透過吸入氫氣以減輕副作用。歐力普的副作用據報告指出有手腳麻痺等末梢神經的障礙，嚴重時會出現不能走路、不能書寫、不能持筷等症狀，顯著降低了患者的生活品質。

一旦出現這些障礙，就會中止投藥，過了一定的期間，再進行投藥，因此抗癌藥治療的效果就會降低，這是其缺點。歐力普的副作用出現原因，也是因投藥所產生的活性氧。一旦產生大量的活性氧，細胞內的粒線體就會促使細胞自殺（細胞凋亡）的物質——細胞色素C分泌。

若脊髓神經細胞對這個物質產生反應而自殺，末梢神經就會發生障礙。但只要吸入氫氣以除去壞活性氧，就能防止神經細胞自殺，也能減少歐力普的副作用。這麼一來，就不需有停歇時間，容易連續投藥，也能確實利用到抗癌藥的效果。

將氫氣用於治療，除了可以保持標準治療的效果，還能更減少副作用，對患者的身體來說也能提供較溫和的治療。若時代能進步到讓患者自己選擇對自己身體好的治療方法，並接受那種治療，許多人就既能保持生活品質，還能延長壽命，獲得活出自我人生的時間。就像這樣，誰都能享受客製化治療的時代將來一定會到來。我的醫院從現在起也開始進行準備與部署了。

透過粒腺體，獲得期望的健康長壽

氫氣能活化會產生出身體能量的粒線體。依此，T細胞也會變得有活力。

一旦發現身體中的異物，就會立刻進行攻擊、排出，正常發揮出作為一個免疫系統的效用。

粒線體這個器官存在於我們的細胞內，能製造出生存所需的能量。也就是說，我們之所以能活著，就是因為粒線體健康地為我們製造出能量。反過來說，若粒線體的機能低下，生命能量便會減少，免疫力本身就會低落。

所以說，目前你自己的粒線體狀態是處在什麼程度的呢？若能將之數值化，就能在某種程度上預測出該人容易罹患哪種疾病，像是「這個人容易罹患癌症」、「那個人容易罹患感染症」等。目前雖還尚未確立測定粒線體機能的方法，但在不遠的將來，應該就能透過粒線體預測疾病或預後狀況了。

同時，在此之前即便進行了預防式的治療，但沒有測量的指標可供測量那是否真的有效？有多有效？可是透過測量粒線體的機能，將有可能做到這些。這麼一來，不只是癌症治療，對全體醫療來說，都將是深具劃時代意義的一件事。

粒線體幾乎存在於約四〇兆個細胞中，生產我們生存所需的能量。年輕時，主要是使用利用葡萄糖的「糖解系」路徑來生產能量，但到了四十至五十多歲之後，改使用粒線體的「粒線體系」路徑，不僅效率約高出十六倍，也能更穩定地製造出能量，還能抑制因活性氧而導致的身體「生鏽」。要能如此，重要的是要做有氧運動、攝取富含輔酶 CoQ10 的食材、過著留意減輕壓力的生活。如此一來，粒線體才能活性化，並順利使用這條能量路徑。

若粒線體變得健康有活力，職司我們免疫的免疫細胞也會被活化，就能排除、攻擊入侵身體的異物，守護我們的健康。

能活化粒線體的一項有力物件，就是前面已敘述過的氫氣。氫氣除了能用在對癌症的免疫治療上，也能活用在大範圍的各領域中，例如增進健康、長壽、抗老、瘦身等。

我希望能讓許多人體驗到氫氣的好處，進而提高每個人的生活品質。

結語

來我們醫院的患者，幾乎都是末期癌症的病患。他們雖然在其他醫院進行過各種治療，但都無效，被宣告：「已經無能為力了」，所以大部分人都是因此而前來我們醫院。以前《中日新聞》曾對醫師及患者進行過一項問卷調查，其中引起我興趣的是如下的部分：

Q：會和癌症抗戰到最後嗎？

A：想抗戰到最後的患者占九〇%、醫師占十八%。

Q：想選擇怎樣的死法？

A：總之，想用盡所有治療才死的患者占九十五%、醫師占五十一%。

關於癌症治療，醫師與患者間的意識差距就是有這麼多。就患者來說，他們想的是：「不管怎麼樣就是想治療」，但醫師方則沒有意識到這個部分，最後只會說著：「已經無計可施了」，將患者逐出醫院。

在約有六十萬人因此自力救濟，想找出適合自己的治療法，抱著一線生機的希望，成了癌症難民。我們接受了這些人，並使用氫氣免疫療法進行治療，將他們從被宣告「只剩兩個月可活」的壽命延長至一年、三年。我們和患者合作並增強他們的免疫力，有自信能延長寶貴生命的時間。

請不要失去希望。標準治療的手術、抗癌藥、放射線治療不是一切，能消除癌症的治療法有各式各樣。實際上，有很多人都採用了那些治療法而延長壽命。

與此同時，對於末期癌症患者來說，關於能確實出現效果的治療法，我認為應該要提供正確的資訊給他們。我希望本書能成為許多癌症難民的希望，也能為延長他們的生命助上一臂之力。

二〇一九年七月吉日

地方獨立行政法人熊本縣北醫院機構

玉名地域保健醫療中心院長　赤木純兒

CARE 52

氫氣免疫療法讓癌症消失了!?

水素ガスでガンは消える!?

作者—赤木純兒
審訂—郭和昌、黃明賢
譯者—楊鈺儀
副主編—謝翠鈺
校對—廖宜家
行銷企劃—江季勳
封面設計—SHRTING WU
美術編輯—李宜芝

董事長—趙政岷
出版者—時報文化出版企業股份有限公司
一〇八〇一九台北市和平西路三段二四〇號七樓
發行專線—（〇二）二三〇六—六八四二
讀者服務專線—〇八〇〇—二三一—七〇五
（〇二）二三〇四—七一〇三
讀者服務傳真—（〇二）二三〇四—六八五八
郵撥—一九三四四七二四時報文化出版公司
信箱—一〇八九九　台北華江橋郵局第九九信箱
時報悅讀網—http://www.readingtimes.com.tw
法律顧問—理律法律事務所　陳長文律師、李念祖律師
印刷—勁達印刷有限公司
初版一刷—二〇二〇年五月二十二日
初版十四刷—二〇二四年六月十二日
定價—新台幣三二〇元
缺頁或破損的書，請寄回更換

時報文化出版公司成立於一九七五年，
並於一九九九年股票上櫃公開發行，於二〇〇八年脫離中時集團非屬旺中，
以「尊重智慧與創意的文化事業」為信念。

氫氣免疫療法讓癌症消失了 !? : 日本腫瘤免疫權威告訴你如何快速提升免疫 , 打造「能迎戰疾病的身體」 / 赤木純兒作 ; 楊鈺儀譯 . -- 初版 . -- 臺北市 : 時報文化 , 2020.05

面 ;　公分 . -- (CARE ; 52)

譯自 : 水素ガスでガンは消える !?

ISBN 978-957-13-8206-7(平裝)

1. 癌症 2. 免疫療法 3. 氫

417.8　　109006148

ISBN 978-957-13-8206-7
Printed in Taiwan